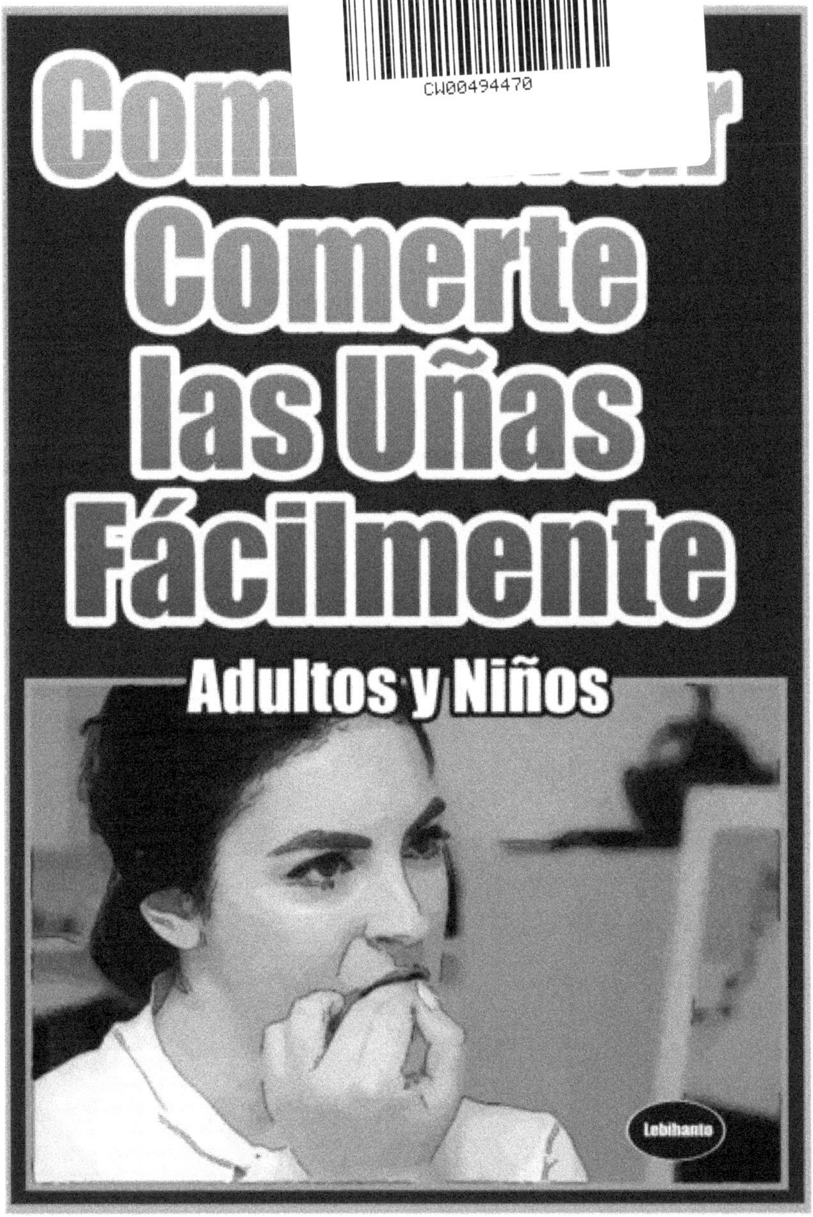

1

Índice

Cap 1

Causas del hábito de comerte las uñas

3

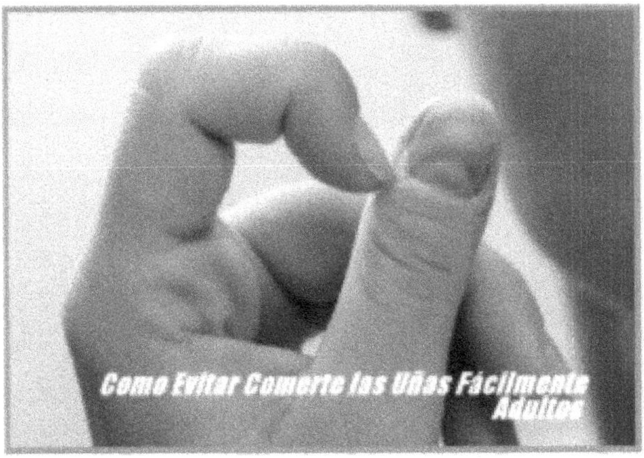

4 LEBIHANTO

¿Por qué realizamos este tipo de conductas?

Las investigaciones sugieren que lo más probable es que haya una

causa genética detrás de este tic. Pero también hay una serie de desencadenantes ambientales que manifiestan la aparición de conductas

mordedoras, como el estrés, la ansiedad, el aburrimiento y otras formas de angustia emocional.

"A veces las personas adoptan estos comportamientos, porque se

sienten defraudadas, poco estimuladas o aburridas", añade Berry. "Y luego hay un subconjunto de personas, que pueden actuar de forma más automática, como parte de una respuesta al estrés".

Puede que no consigas dejar el hábito de la noche a la mañana, pero con un poco de tiempo y esfuerzo, puedes trabajar para frenar tus ganas

de morder. Aquí tienes los mejores consejos y estrategias de nuestros expertos, para dejar de morderte las uñas.

Aunque no hay razones claras para morderse las uñas, diversos

factores pueden aumentar la probabilidad de que te las muerdas.

Genética: los niños cuyos padres se muerden las uñas, tienen más probabilidades de seguir sus pasos, incluso si el progenitor abandona el comportamiento antes de que nazca el niño.

Ansiedad: morderse las uñas puede ser un signo de ansiedad o estrés.

El comportamiento repetitivo parece ayudar a algunas personas a afrontar emociones difíciles.

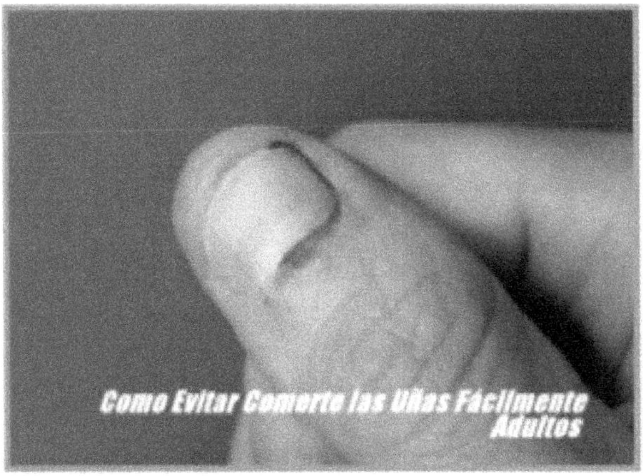

COMO EVITAR COMERTE LAS UÑAS FÁCILMENTE ADULTOS Y NIÑOS 5

Aburrimiento: comportamientos como morderse las uñas o retorcerse el pelo, son más comunes cuando uno está aburrido, tiene hambre o necesita mantener las manos ocupadas.

Para la mayoría de las personas, morderse las uñas es automático: lo hacen sin pensar en ello.

Aunque puede ocurrir sin ningún trastorno psiquiátrico subyacente,

también se asocia al trastorno por déficit de atención con hiperactividad (TDAH), la ansiedad por separación, los trastornos por tics, y otros problemas de salud mental.

En raras ocasiones, morderse las uñas puede ser un efecto secundario del fármaco.

"Si el hábito es nuevo, y coincide con una nueva prescripción, habla con tu médico sobre si morderse las uñas, es un posible efecto

secundario", sugiere el Dr. Scremin.

Si los dedos siguen en la boca, las bacterias que tocan también.

La psicología detrás de morderse las uñas

¿Es realmente una enfermedad morderse las uñas?

Morderse las uñas es un comportamiento común, que a menudo se

considera un hábito molesto. Con demasiada frecuencia se ignora.

Sin embargo, morderse las uñas puede ser grave, y es una enfermedad

mal entendida y mal diagnosticada. Vamos a analizar el hábito de morderse las uñas como afección médica, se intenta comprender quiénes

6 LEBIHANTO

son más propensos a padecerlo, y se examina su relación con los problemas de salud mental.

Morderse las uñas es un hábito destructivo, especialmente cuando se

repite y se presenta en respuesta a circunstancias estresantes.

Morderse las uñas puede acarrear problemas graves, como

infecciones y problemas de salud mental.

Sin embargo, la onicofagia, reside actualmente como una entidad

diagnóstica no oficial. En los últimos años, el problema ha recibido cada vez más atención científica, y han aparecido varios artículos en medios de comunicación populares, que dan fe de la gravedad potencial de la afección, si no se trata.

Morderse las uñas se engloba en el grupo del acicalamiento patológico, junto con otras afecciones como la tricotilomanía (hurgarse la piel).

Se han llevado a cabo investigaciones, para tratar de comprender si

todas estas afecciones, se derivan de tendencias subyacentes similares. Un trastorno psiquiátrico relacionado, se conoce como onicotilomanía, y se asocia con la manipulación crónica de las uñas.

Morderse las uñas y los jóvenes

Morderse las uñas es frecuente en niños y adolescentes. Ocurre en un

20 a 33% de los niños, y en casi la mitad de los adolescentes, la friolera

de un 45%. Aunque el problema se reduce mucho, a medida que nos

acercamos a la edad adulta, en algunos casos, por desgracia persiste.

En EE.UU., las investigaciones han demostrado que hasta una de

cada tres personas, cumple los criterios de diagnóstico clínico de presencia, de al menos un comportamiento patológico. Esta estadística

es bastante sorprendente, dado que las cifras son superiores a las de depresión, ansiedad y abuso de alcohol.

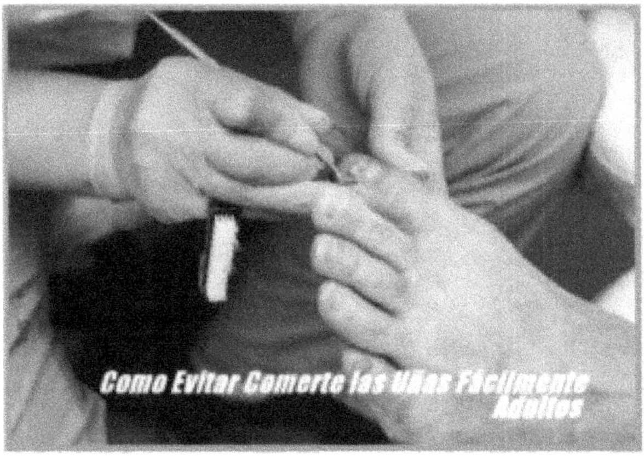

COMO EVITAR COMERTE LAS UÑAS FÁCILMENTE ADULTOS Y NIÑOS 7

¿Cuáles son las razones de morderse las uñas? Las investigaciones han revelado las siguientes razones comunes de este comportamiento:

Nerviosismo: debido al estrés y la ansiedad. En este caso, morderse

las uñas resulta temporalmente atractivo, por el efecto calmante que tiene

sobre el sistema nervioso.

Emociones: Nuestra estructura emocional, influye en cómo nos comemos las uñas. La timidez y la baja autoestima pueden influir, además

del dolor causado por acontecimientos vitales muy traumáticos, como la muerte o el divorcio.

Perfeccionismo: Como han comentado anteriormente las personas

con esta característica, muestran una baja tolerancia al aburrimiento y a

la frustración.

Aburrimiento: por inactividad o por no encontrar algo mejor
Imitación: los niños copian el comportamiento de los adultos
Psicosomática: suele darse en familias agresivas

Y esta lista nos lleva a la psicología de morderse las uñas, un comportamiento a menudo asociado a problemas de salud mental y, de forma menos evidente, a un tipo de personalidad particular.
Los trastornos mentales asociados a morderse las uñas, pueden incluir alteraciones emocionales graves, depresión y ansiedad.

En la quinta edición del Manual de Diagnóstico y Estadístico de los

Trastornos Mentales (DSM-5), la NB se clasifica como "otros trastornos

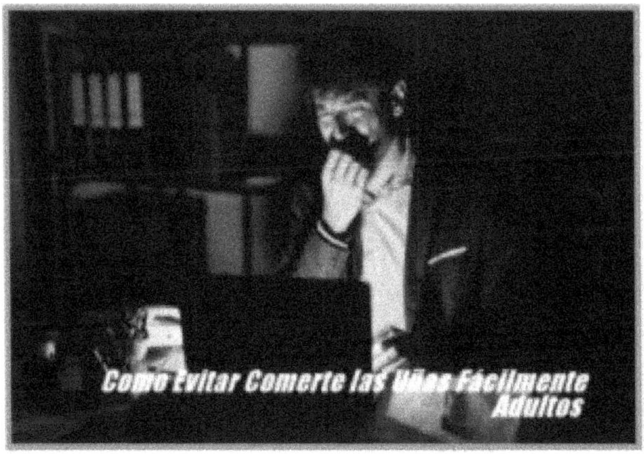

8

LEBIHANTO

obsesivo-compulsivos especificados, y trastornos relacionados" con la

especificación de "comportamiento repetitivo centrado en el cuerpo (BFRB).

Mientras que la Clasificación Estadística Internacional, de

Enfermedades y Problemas Relacionados con la Salud, CIE-10 clasifica la práctica como "otros trastornos conductuales y emocionales, especificados generalmente en la infancia y la adolescencia"

Historias relacionadas

Las afecciones psiquiátricas más comunes, relacionadas con el hábito

de morderse las uñas en los niños, son el trastorno por hiperactividad, el trastorno negativista y el trastorno de ansiedad por separación.

Además, otros trastornos comórbidos, son el trastorno depresivo

mayor, el trastorno ICT, formas de trastorno obsesivo-compulsivo, la enuresis (micción involuntaria), el retraso mental, el trastorno generalizado del desarrollo y, en ocasiones, también el trastorno de ansiedad generalizada y el trastorno de pánico.

Existe un sistema de clasificación relacionado con el morderse las uñas, que es el siguiente:

Morderse las unas sin darse cuenta
Morderse las uñas para controlar la ansiedad
Morderse para llamar la atención
Morderse las uñas para controlar la agresividad

COMO EVITAR COMERTE LAS UÑAS FÁCILMENTE ADULTOS Y NIÑOS 9

Morderse las uñas como parte del espectro del trastorno obsesivo-compulsivo

Morderse las uñas según el DSM-5: Otros trastornos obsesivos y

afines especificados

Morderse las uñas según la CIE-10: Otros trastornos conductuales

y emocionales, especificados con inicio generalmente en la infancia y la

adolescencia.

Morderse las uñas clasificado como patológico y no patológico

Se cree que morderse las uñas, también puede estar relacionado con un tipo de personalidad perfeccionista. El perfeccionismo se asocia con un umbral de aburrimiento bajo, y una tolerancia a la frustración muy baja.

¿Qué se puede hacer por quienes sufren este trastorno tan

común?

Para empezar, sensibilizar a la opinión pública sobre este trastorno y sus consecuencias, parece un buen punto de partida.

Rebecca Byrne, pasaba por delante de un salón de manicura del

centro comercial local, cuando se le ocurrió una idea. Al detenerse, se armó de valor, y fue a preguntar a la técnica si podía ponerse acrílicos en

las uñas muertas, para ayudar a desarrollarlas.

La respuesta de la técnica, tras ver las puntas de las uñas rechonchas

y las cutículas rojas e hinchadas de Byrne, fue: "¡No, tienes que dejar de mordértelas antes de que podamos ayudarte!", exclamó en voz alta. Avergonzada ante las dos clientas y los otros técnicos de uñas, Byrne se marchó.

Ahora, nueve años después, Byrne, que ha vuelto a morderse las uñas, es propietaria de un salón de manicura en San Mateo, California, y trata a sus clientas que se muerden las uñas con respeto, dándoles consejos sobre cómo dejar el hábito.

Su teoría sobre por qué la gente se muerde las uñas, procede de su propia experiencia. "Si tenía un agarrotamiento o un desgarro, en una de mis uñas, utilizaba los dientes para intentar arreglarlo, suavizarlo.

10 LEBIHANTO

Lo siguiente que supe es que me faltaba un trozo de piel en la punta de los dedos", recuerda Byrne. "Intentaba inconscientemente solucionar el problema, una zona áspera en una uña, sin utilizar las herramientas ni los métodos adecuados".

Byrne pudo acabar con el hábito con la ayuda de un buen técnico de uñas. "Por fin encontré una manicura que estaba dispuesta a trabajar conmigo", explica, y añade que la técnica de uñas le aplicaba acrílicos y la animaba a acudir a las citas con regularidad.

La experiencia de rechazo de Byrne es bastante común, ya que existe un estigma social en torno a los mordedores y a arrancarse las uñas. Muchas personas que se muerden las uñas han sido rechazadas en salones de belleza, avergonzadas de su hábito y sin encontrar una solución a su problema.

De hecho, dice �eresa López, técnica de uñas del salón de belleza La Sage, en Bapple Mountain, Nevada, muchas de sus clientas actuales han acudido a ella quejándose de que otros técnicos de uñas se han negado a trabajar en sus uñas mordidas. Ofendidas, le han pedido ayuda.

Aunque morderse y arrancarse las uñas parece ser un problema tan común, las investigaciones psicológicas y médicas no se ponen de acuerdo sobre la motivación exacta de esta acción.

Sin embargo, sí sugieren que morderse las uñas puede ser el resultado del estrés, de diversas afecciones médicas, de un comportamiento aprendido o simplemente de un hábito. El tratamiento depende de cada persona, pero un aseo y cuidado regulares son fundamentales para que morderse o arrancarse las uñas tenga éxito.

Morderse las uñas por estrés

Los psicólogos han postulado muchas razones para la onicofagia crónica, el nombre clínico del hábito de morderse las uñas. Se calcula que entre el 28% y el 33% de los niños de 7 a 10 años, el 44% de los adolescentes, entre el 19% y el 29% de los adultos jóvenes y el 5% de los adultos más mayores se muerden las uñas, según Terr y M. McClanahan,

**COMO EVITAR COMERTE LAS UÑAS FÁCILMENTE
ADULTOS Y NIÑOS 11**

autor de "Principles of operant learning applied to nail biting ", un estudio
de 1995 publicado en Psychological Reports.

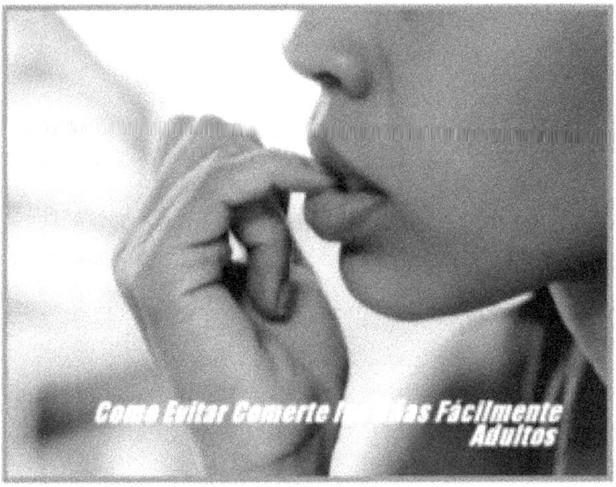

12

LEBIHANTO

¿Qué son los comportamientos repetitivos centrados en el

cuerpo?

Los comportamientos repetitivos centrados en el cuerpo, (CRCC en español o BFRB en inglés), son acciones autoabusivas crónicas y

excesivas, que provocan daños en la piel, el pelo o los tejidos, y causan un malestar diario significativo.

Incluyen diversos comportamientos, como hurgarse la piel,

comérsela, arrancarse el pelo, morderse las uñas, hurgarse la nariz y otras actividades similares, que afectan al interior de la boca, las mejillas, el

labio interno o la lengua.

Las afecciones van de leves a graves, y se comportan de forma

diferente según el niño. La mayoría de los niños con éste trastorno, pasan horas al día con estos comportamientos, que suelen durar años, intercalados con periodos de remisión.

Aunque los niños, intentan repetidamente detener o reducir su

comportamiento, Olivardia explica que se sienten "obligados" a continuar. A veces eligen o muerden intencionadamente, obteniendo una profunda sensación de placer, dolor "bueno" o alivio de sus acciones. Otras veces, pueden estar distraídos, sin ser conscientes de la acción.

Éstos comportamientos, afectan a la vida de los niños de forma inquietante. Las cicatrices, las calvas y la piel infectada, son visibles y

COMO EVITAR COMERTE LAS UÑAS FÁCILMENTE ADULTOS Y NIÑOS 13

difíciles de ocultar. Los niños suelen avergonzarse del comportamiento
en sí, y de los daños que causa.
Pueden evitar las actividades sociales, especialmente los lugares en los que su cuerpo está expuesto (por ejemplo, la playa, la piscina o el
gimnasio) y corren el riesgo de aislarse y desarrollar trastornos coexistentes, como ansiedad o depresión graves.

El CRCC está relacionado con el TDAH o trastorno por déficit de

atención con hiperactividad.
Olivardia señala que, aunque suelen formar parte de la constelación
de síntomas del TOC, muchos niños que presentan estos comportamientos, no tienen TOC, sino TDAH. Puede empezar con un niño distraído, por un grano o una uña desiguales, explica. "Mientras que un niño típico, puede querer apretar el botón o hurgarse la uña, es capaz
de controlar sus impulsos y parar".

Pero los niños con TDAH no controlan bien sus impulsos.

Empiezan a apretar o a hurgarse para librarse de la distracción y persisten,
aunque vean que se están dejando la piel. "Sencillamente, no pueden
parar".
Para los niños con TDAH, una función primordial de estos

comportamientos sensoriales, es proporcionar formas de estimulación y
excitación. Por ejemplo, los CRCC, sirven para que los cerebros con
TDAH, deficientes en dopamina, reciban "pequeños golpes de
dopamina" para motivarse y concentrarse.
Estos comportamientos, ayudan a los niños a sentirse más "presentes",
y con los pies en la tierra, como con un juguete, pero con el cuerpo como
juguete.
Las CRCC, también funcionan como actividades concretas
orientadas a objetivos, que producen sentimientos de éxito. Olivardia
explica que, atacar a un trozo de pelo estrangulado, por ejemplo, consigue
un objetivo, y puede fortalecer a los niños que no suelen tener sensación
de logro.

14 LEBIHANTO

Además, los CRCC ayudan a aliviar el estrés. Hiperfocalizarse en hurgarse la piel, arrancarse/comerse el pelo o morderse las uñas/ mejillas, puede llevar a los niños con TDAH a un "trance" para escapar de sentirse abrumados por un día de exigencias ejecutivas.

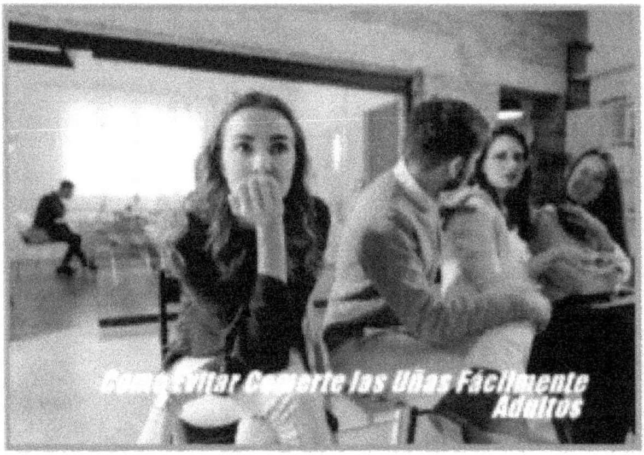

COMO EVITAR COMERTE LAS UÑAS FÁCILMENTE ADULTOS Y NIÑOS 15

Morderse las uñas puede ser un fenómeno normal en la infancia; sin

embargo, los criterios exactos de la mordedura de uñas patológica no están claramente definidos.

El Manual diagnóstico y estadístico de los trastornos mentales,

categoriza el morderse las uñas de forma crónica como otro trastorno obsesivo-compulsivo (TOC) específico, clasificado en el mismo grupo que morderse compulsivamente los labios, hurgarse la nariz y tirarse del pelo.

Más concretamente, el Manual diagnóstico y estadístico de los

trastornos mentales, quinta edición, califica el morderse las uñas de

comportamiento repetitivo centrado en el cuerpo. Para cumplir estos criterios diagnósticos, los pacientes deben haber fracasado en sus intentos

de suprimir el comportamiento compulsivo, incluso ante el impacto social negativo.

Actualmente, los estudios son inconsistentes cuando se compara la

asociación entre el TOC y el morderse las uñas compulsivamente, de

forma comórbida.

Existen datos inconsistentes similares cuando se busca una asociación entre ansiedad y morderse las uñas. Por ejemplo, un informe

de Pacan et al. (2014) encontró que solo el 25% de los pacientes con

trastorno de morderse las uñas cumplían los criterios para un diagnóstico con TOC comórbido o trastorno de ansiedad.

16 LEBIHANTO

El mismo estudio también encontró una prevalencia del 3,1% para el

TOC en morderse las uñas, que es similar a la prevalencia en la población general. Un artículo de Ghanizadeh del 2008, informó de que el 56% y el 46% de las madres y los padres, respectivamente, de niños con trastorno

por morderse las uñas, padecen una enfermedad psiquiátrica, siendo el trastorno depresivo el más común.

Los dermatólogos, deben ser conscientes de los trastornos ungueales,

que pueden confundirse con la onicofagia. Uno de ellos es la onicomicosis, una infección fúngica de las uñas que puede provocar

decoloración y destrucción del lecho ungueal.

Otro trastorno ungueal diferencial, es la psoriasis ungueal, que cursa

con picaduras, separación del lecho ungueal, decoloración y hemorragias

en astilla.

Los pacientes pueden revelar antecedentes de artritis o

manifestaciones cutáneas de psoriasis, incluidas placas extensoras con

descamación. El liquen plano, es una enfermedad inflamatoria

mucocutánea, que puede confundirse con la onicofagia.

El examen de las uñas, revelará placas ungueales delgadas y estriadas.

Ocasionalmente, la formación excesiva de cicatrices en la cutícula, puede

dar lugar a pterigión.

Los pacientes suelen presentar pápulas y placas poligonales moradas
concomitantes a lo largo de la piel y las mucosas. Además, las alteraciones
inmunomediadas responsables de vasculitis, incluida la vasculitis
leucocitoclástica, tienen el potencial de causar inflamación a lo largo de
la microvasculatura de los lechos ungueales. Los pacientes presentarán
anomalías ungueales que incluyen depresiones transversales a lo largo
de la uña y separación de la lámina ungueal. El melanoma subungueal
es una causa rara pero mórbida de anomalías ungueales que es difícil
de diagnosticar debido a características sutiles, como la melanoniquia
(decoloración negra o marrón de la uña que se extiende distalmente) y la
extensión de los cambios de pigmentación a la piel adyacente.

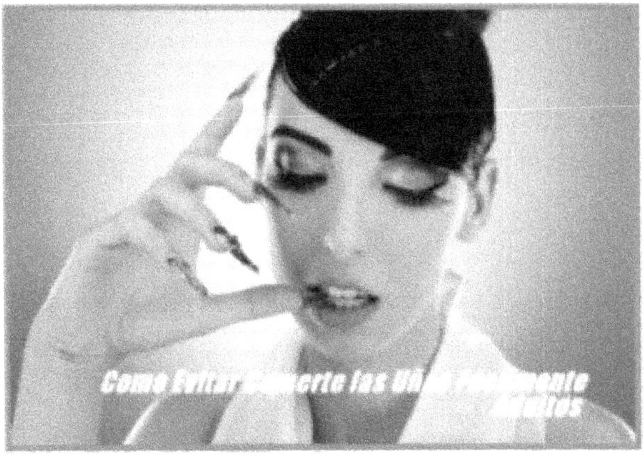

COMO EVITAR COMERTE LAS UÑAS FÁCILMENTE ADULTOS Y NIÑOS 17

El instigador más común del trastorno, parece ser el estrés o la ansiedad. Ya en los años 30 y 40 del siglo pasado, algunos estudios demostraron que morderse las uñas o tener almorranas en la piel, puede ser incluso un retenedor de emociones reprimidas, lo que reduce la tensión del individuo.

"Morderse las uñas es una afección frecuente", explica el Dr. Ronald Bronow, dermatólogo con consulta privada y profesor clínico adjunto, de medicina en la Universidad de California en Los Ángeles. "Es una reacción habitual al estrés y al aburrimiento.

Los que se muerden las uñas, también pueden tener una mala imagen

de sí mismos, o castigarse por problemas o ansiedades más profundos. Básicamente, morderse las uñas es una sustitución racional de un problema por otro", señala.

El estudio que McClanahan realizó en 1995 con una mujer de 32

años, demostró que siempre que se sentía abrumada, preocupada, nerviosa o ansiosa, por su rendimiento en la universidad o en relación con sus objetivos futuros, se mordía las uñas.

Estudios similares, demuestran que cada vez que una situación estresante levanta su fea cabeza, se muerde las uñas para aliviar la tensión.

Cualquier tipo de desarmonía, relacionada con los amigos, la familia, el trabajo o la escuela puede desencadenar el hábito.

18 LEBIHANTO

El Dr. Bronow, explica que a menudo, nuestra piel y nuestras manos,

reflejan cualquier agitación emocional o psicológica que estemos experimentando. Por ejemplo, la cara y el cuello de una persona, pueden brotar con acné o urticaria durante una situación estresante, o puede

convertirse en un hábito de morderse las uñas para liberarse. "Nuestra piel y nuestras uñas son un espejo de nuestras emociones", señala el Dr. Bronow.

COMO EVITAR COMERTE LAS UÑAS FÁCILMENTE
ADULTOS Y NIÑOS 19

Hábito frente a manía

"Alrededor del 99% de los que se muerden las uñas tienen problemas

menores, o un hábito fijo de morderse las uñas", señala. "Son menos los que tienen un problema emocional profundo, del que morderse las uñas es un síntoma".

Rob Dahmes, M.D., psiquiatra infantil y de adultos con consulta privada en New Orleans Psychotherapy Associates, dice que el trastorno puede ser más tratable. "Como dice el viejo refrán, 'los malos hábitos son difíciles de romper'", afirma.

Las personas con un problema psicológico, pueden tratarse con fármacos específicos. Como resultado, el síntoma de morderse las uñas acabará desapareciendo. Sin embargo, no existe medicación ni cura para morderse las uñas habitualmente.

Los niños pueden arrancarse las uñas como comportamiento aprendido de familiares o amigos o en función de la genética, según estudios médicos. También se ha determinado que los gemelos, nacidos de un solo óvulo, (monocigóticos), tienen mayor incidencia de morderse las uñas que los gemelos nacidos de dos óvulos, pero al mismo tiempo (dicigóticos). Los estudios indicaron que cuanto más estrecha era la relación genética, más probabilidades había de que ambos individuos se mordieran las uñas.

La búsqueda de atención, la necesidad de gratificación oral, la sociopatía, la falta de autocontrol o de autoestima, el trastorno obsesivo-compulsivo, e incluso las uñas descuidadas, han sido mencionados como posibles desencadenantes, del hábito de morderse, en estudios psicológicos y médicos. Pero también es posible que se trate simplemente, de un hábito sin ningún significado psicológico profundo.

Entonces, ¿cómo puede un profesional de las uñas, distinguir entre un hábito casual y un síntoma, de un problema profundamente arraigado? En algunos locos, el problema es claramente el estado de sus manos, uñas y cutículas, pero en otros individuos, el problema puede manifestarse de otras formas.

20 LEBIHANTO

El Dr. Dahmes, afirma que los técnicos de uñas y otras personas,

que se dedican a vigilar las uñas, pueden distinguir entre alguien con un mal hábito, y alguien con un trastorno del comportamiento, observando ciertos comportamientos, o escuchando a los clientes quejarse de ciertos

síntomas.

"Los problemas gastrointestinales, la irritabilidad, la tensión

muscular, la sudoración excesiva, los problemas cardiovasculares, los

problemas respiratorios y otros signos, pueden indicar que una persona que se muerde las uñas, padece un trastorno de ansiedad, u otro problema

arraigado", señala.

Por ejemplo, el Dr. Bronow, cuenta que, durante sus estudios de

medicina, cuando visitaba el pabellón psicológico para investigar, se daba

cuenta de que, la mayoría de los pacientes con trastornos psicológicos

muy arraigados, tenían fuertes tendencias a morderse las uñas.

Comportamientos repetitivos y tics

Morderse las uñas es poco frecuente en los niños en edad preescolar,

pero es común en los niños en edad escolar, y ocurre en el 30% al 60%

de los niños a la edad de 10 años. La incidencia disminuye alrededor del

20% en la adolescencia, y a alrededor del 10% en la edad adulta.

Durante la infancia, la incidencia de morderse las uñas, es similar en

niños y niñas; pero en la adolescencia y la edad adulta, se muerden las
uñas más los niños que las niñas.

A menudo se piensa que morderse las uñas es un indicio de tensión
o ansiedad. En algunos casos, el hábito en sí puede ser fuente de tensión
en la familia. Se ha observado que los gemelos monocigóticos, muestran
una concordancia en este hábito, aproximadamente dos veces mayor que
los gemelos dicigóticos, lo que sugiere una posible contribución genética.

El hábito de morderse las uñas se limita generalmente a las uñas de
las manos, y la mayoría de los individuos se muerden las 10 uñas de la
misma manera. Ocasionalmente, se muerden (o evitan) uñas específicas
de forma selectiva.

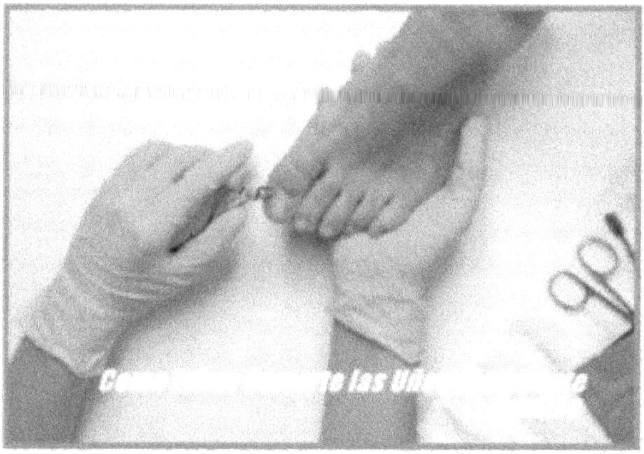

COMO EVITAR COMERTE LAS UÑAS FÁCILMENTE ADULTOS Y NIÑOS 21

Las uñas mordidas son cortas e irregulares. A veces se muerden los márgenes cutáneos del lecho ungueal o la cutícula. Esto puede provocar

paroniquia o, en el caso del herpes oral, el desarrollo de panadizo herpético en el dedo mordido.

En casos graves, morderse las uñas puede provocar cicatrices en el

lecho ungueal, hemorragias y daños en la dentadura.

Cuando puedan identificarse factores de estrés específicos,

relacionados con morderse las uñas, el tratamiento debe dirigirse a ayudar al niño a hacer frente a estos factores de estrés. Hay que esforzarse por apoyar al niño, ya que el castigo, el acoso y las burlas, relacionadas con morderse las uñas, pueden agravar el comportamiento, o crear otras dificultades en la relación padres-hijo.

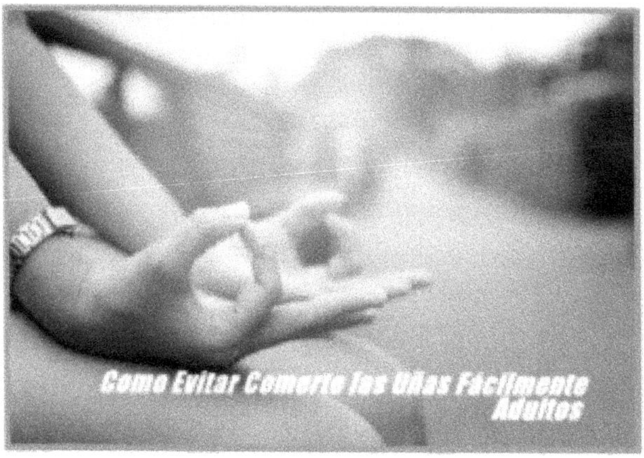

22

LEBIHANTO

Modelos neuroanatómicos

Es importante preguntarse si la tricotilomanía, el hábito de

arrancarse la piel y el de morderse las uñas, están asociados a cambios similares en la estructura o función cerebral, ya que esto informaría a

los modelos neurobiológicos, mejoraría nuestra comprensión de las relaciones entre las afecciones, y potencialmente conduciría a avances en el tratamiento.

Por ejemplo, está bien establecido que el TOC, se asocia con anomalías en los circuitos cerebrales distribuidos, incluidas las cortezas

orbitofrontales y los ganglios basales, (en particular el caudado).

Por lo que saben los autores, hasta el momento no se han realizado investigaciones por imagen, sobre el hábito de morderse las uñas o

hurgarse la piel. Los principales hallazgos de los estudios sobre tricotilomanía son los siguientes.

La mayoría de los estudios de imagen en tricotilomanía, han

utilizado enfoques de región de interés (ROI); es decir, han optado por medir si estructuras cerebrales específicas, muestran diferencias entre los

pacientes, en comparación con los controles.

Esto minimiza las comparaciones múltiples, pero podría llevar a

pasar por alto regiones importantes. Basándose en una posible relación

entre el TOC y la tricotilomanía, un estudio midió los volúmenes caudados en la tricotilomanía, pero no encontró anomalías.

COMO EVITAR COMERTE LAS UÑAS FÁCILMENTE ADULTOS Y NIÑOS 23

Otro estudio informó de una reducción de la circunvolución frontal

inferior izquierda, y un aumento de los volúmenes de la corteza cuneal derecha en los pacientes, en comparación con los controles, mientras que otro estudio encontró volúmenes más pequeños del putamen izquierdo.

Utilizando técnicas de parcelación, otro estudio identificó volúmenes cerebelosos reducidos, en pacientes con tricotilomanía en comparación con los controles.

Sólo un estudio, investigó si la tricotilomanía está asociada a cambios cerebrales, sin restricción a ROI específicas. Este estudio aprovechó

métodos de análisis de neuroimagen desarrollados recientemente, que se cree que proporcionan una mayor potencia para detectar diferencias de grupo, que las técnicas paramétricas convencionales.

Los pacientes con tricotilomanía, mostraron un aumento de la

densidad de materia gris en circuitos distribuidos, especialmente en el

córtex cingulado, la formación amígdala-hipocampo y el putamen. Estas regiones han sido implicadas en la monitorización de la acción, el procesamiento afectivo y la generación de hábitos motores, respectivamente.

En cuanto a la función cerebral, en contraposición a la estructura, en

algunos estudios sobre la tricotilomanía, se han utilizado la tomografía por emisión de positrones (PET), la tomografía computarizada por emisión de fotón único (SPECT) y la resonancia magnética funcional (fMRI).

En un estudio PET, se descubrió que las tasas metabólicas cerebrales,

de glucosa en reposo normalizadas, estaban anormalmente aumentadas

en el cerebelo bilateral y el córtex parietal derecho, en pacientes con tricotilomanía.

Otro estudio utilizó SPECT para explorar los efectos de la farmacoterapia de 12 semanas, con el inhibidor selectivo de la serotonina, (ISRS), en los circuitos cerebrales de pacientes con tricotilomanía.

24 LEBIHANTO

El tratamiento se asoció a una reducción de la actividad en las

regiones corticales frontales, el putamen izquierdo, y el lóbulo temporal anterior derecho. En otro estudio, en el que se utilizó una tarea de aprendizaje de secuencias junto con la IRMf, no se hallaron indicios

de activación cerebral anormal, en los pacientes con tricotilomanía, en comparación con los controles.

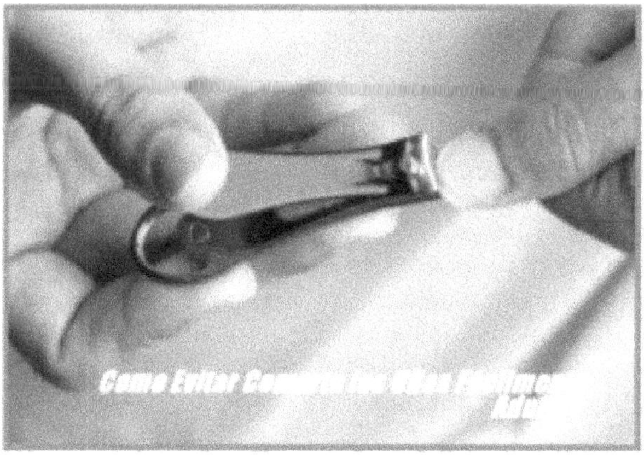

COMO EVITAR COMERTE LAS UÑAS FÁCILMENTE ADULTOS Y NIÑOS 25

Trastornos del control de los impulsos

Otros comportamientos repetitivos centrados en el cuerpo

Los BFRB restantes, serían muy similares al TMT y al EXD, en el sentido de que todos ellos son trastornos relacionados, pero con focos conductuales únicos. Morderse las uñas, implica morderse repetidamente las uñas, la piel circundante y las cutículas, lo que provoca daños importantes en las uñas y los tejidos. Hurgarse las uñas es similar, pero se utilizan los dedos y las uñas, en lugar de los dientes.

Prácticamente cualquier comportamiento repetido, que dañe el

tejido corporal, podría considerarse BFRB, con la excepción de la autolesión no suicida (NSSI). Las NSSI, se realizan con el objetivo deliberado de dañar el cuerpo y causar dolor, mientras que las BFRB, no siempre se experimentan como dolorosas, y no se realizan con la intención expresa de dañar el cuerpo.

Otros BFRB, comparten muchas características clínicas con el TMT

y el EXD, pero se ha prestado mucha menos atención empírica a estos trastornos. Todos los BFRB tienden a compartir características

obsesivo-compulsivas, en el sentido de que el picoteo y el mordisqueo son repetitivos, rituales y pueden realizarse para regular la tensión y el

estrés.

Morderse las uñas es mucho más frecuente que el TTM y el EXD.

Las estimaciones de mordeduras no patológicas o leves, oscilan entre el

26 LEBIHANTO

10% y el 35% en adolescentes, con niveles patológicos tan elevados como el 15%.

El hábito de morderse las uñas, suele comenzar en la adolescencia temprana, pero también puede empezar en la infancia, cuando las tasas de remisión espontánea son altas. El morderse las uñas más tarde tiende a ser una afección crónica.

Existen pocos datos sobre la prevalencia y la evolución de otros

BFRB. Del mismo modo, se sabe poco sobre las tasas de comorbilidad en BFRB distintos del TMT y EXD, pero se sabe que los trastornos de ansiedad y depresivos, son prevalentes en estas poblaciones.

Aplicaciones y exclusiones

Las investigaciones, han demostrado que el entrenamiento en respuestas concurrentes, es eficaz para reducir los tics motores como sacudir la cabeza, parpadear, tics faciales, crisparse y sacudir la cabeza; los hábitos nerviosos como morderse las uñas, tirarse del pelo, darse codazos, morderse la ropa, rascarse y frotarse los ojos; y la tartamudez en niños y adultos.

El entrenamiento de respuesta concurrente, también se ha utilizado para reducir los arrebatos de ira, durante las competiciones deportivas, y para reducir la rumiación (regurgitación y derrame de alimentos) después de las comidas.

La investigación también ha demostrado, que el entrenamiento en respuestas concurrentes, puede no ser eficaz con niños pequeños, y personas con retraso mental. La ineficacia del entrenamiento en

respuestas concurrentes, puede deberse a que los niños, o las personas con discapacidad, están menos motivados para cambiar su conducta.

Es posible que no se sientan angustiados por el comportamiento y,

por lo tanto, no puedan expresar el deseo de abandonar el hábito, y no

puedan cumplir los procedimientos de tratamiento.

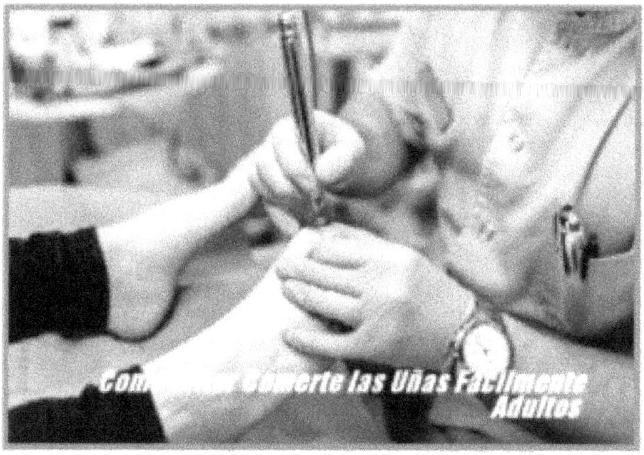

COMO EVITAR COMERTE LAS UÑAS FÁCILMENTE ADULTOS Y NIÑOS 27

Trastornos hipercinéticos del movimiento

Estereotipias motoras comunes

Esta categoría contiene comportamientos, a veces denominados hábitos, que incluyen actividades como chuparse el dedo, morderse las uñas o los labios, retorcerse el pelo, mecerse el cuerpo, autofisurarse, bruxismo y golpearse la cabeza.

Se ha sugerido que las estereotipias comunes, se dan en dos tercios de los lactantes, y hasta en el 50% de los niños. Por ejemplo, entre el 17 y el 59% de los niños menores de 15 años, se chupan el dedo y las manos, alrededor del 10% de los lactantes normales se golpean la cabeza, entre el 6 y el 19% de los niños menores de 3 años se mecen el cuerpo, y más del 60% de los niños de 8 años se muerden las uñas.

La tricotilomanía está presente en el 1% de los estudiantes, y el arrancamiento crónico del cabello se registra hasta en el 13%. El bruxismo tiene una prevalencia del 8% en todo el mundo. En general, los

comportamientos más comunes remiten.

En algunos niños, se produce un patrón evolutivo de

comportamiento estereotipado, con succión del pulgar y de la mano a una edad más temprana, sustituido por balanceo del cuerpo y golpes de

cabeza, y más tarde por morderse las uñas, golpearse los dedos y golpearse

los pies.

28 LEBIHANTO

Las investigaciones sobre estereotipias en estudiantes, identificaron una variedad de movimientos comunes (tocarse el pelo, jugar con el pelo, bolígrafos o joyas, sacudir las piernas, golpearse los dedos, rascarse la cabeza), pero la mayoría no eran largos ni perturbadores.

La estereotipia en los estudiantes, suele ir acompañada de angustia

general, ansiedad, síntomas obsesivo-compulsivos y rasgos agresivos

impulsivos. La prevalencia del balanceo corporal, variaba entre el 3 y el

25%, en función de la metodología de identificación.

Es controvertido si el balanceo corporal, debe considerarse una entidad independiente, dada su elevada frecuencia en familiares de primer grado.

Cap 2

Consecuencias del hábito de morderse las uñas

29

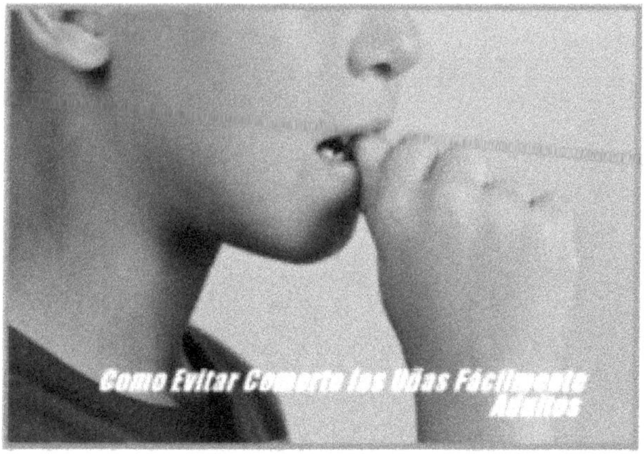

30 LEBIHANTO

¿Tienes la mala costumbre de morderte las uñas cada vez que te siente

ansioso, estresado o molesto? No eres el único. De hecho, alrededor del 20-30% de la población tiene el mismo hábito, pero este comportamiento aparentemente inofensivo no lo es tanto.

Si no se trata, morderse las uñas de forma crónica puede provocar

una serie de problemas de salud, como infecciones y otros problemas de

higiene (por no hablar de que nunca conseguirás esas uñas de ensueño

que siempre has deseado).

Por supuesto, si eres una de las muchas personas que no pueden dejar

de mordisquearse las uñas constantemente, ya sabes que es un hábito extremadamente difícil de abandonar, sobre todo porque la mayoría de las veces.

¿Cuáles son los riesgos para la salud, asociados a morderse las

uñas?

Aunque morderse las uñas pueda parecer un hábito inofensivo, hay

una serie de riesgos asociados a este comportamiento, principalmente,

aunque no exclusivamente, varios tipos de infección.

"Morderse las uñas puede dejar la piel abierta o en carne viva, y estas zonas quedan expuestas a las bacterias de la boca, lo que puede provocar

infecciones cutáneas", explica el doctor Joshua Zeichner, director de investigación cosmética y clínica en dermatología del Hospital Mount Sinai de Nueva York.

COMO EVITAR COMERTE LAS UÑAS FÁCILMENTE ADULTOS Y NIÑOS 31

"Estas infecciones, pueden llegar a ser graves en algunos casos, y causar una desfiguración permanente de las uñas".

Además de las infecciones cutáneas y la desfiguración de las uñas, existen otros riesgos, como daños en los dientes, e incluso problemas de mandíbula en casos extremos. También es un importante problema de limpieza, especialmente durante la pandemia de Covid-19: las manos y las uñas, pueden ser un caldo de cultivo de gérmenes cuando se está en público, y la higiene de las manos es crucial en este caso.

Aunque no se cree que el Covid-19, se propague principalmente a través de la inoculación, (es decir, metiéndose los dedos sucios en la boca), siempre es mejor ser precavido en público.

32 LEBIHANTO

¿Puedo enfermar por morderme las uñas?

Algunas personas se retuercen el pelo. Otros se toquetean un anillo.

Otras se muerden las uñas.
Cuando estamos nerviosos o ansiosos, no es raro adoptar comportamientos repetitivos. Por desgracia, morderse las uñas no es inofensivo. Incluso existe un término médico para ello: onicofagia.

"Morderse las uñas suele empezar en la infancia y la adolescencia",

explica la Dra. Maria Scremin, médico de atención primaria del Cedars-Sinai.

Si eres un adulto que se muerde las uñas, lo más probable es que

adquirieras el hábito de joven. Pero hay buenas razones para dejar el hábito.
"Las uñas muertas son más propensas a desarrollar resfriados y gripe.
Al fin y al cabo, las manos están repletas de bacterias, sobre todo debajo de las uñas. Si los dedos siguen en la boca, también lo están las bacterias que tocan allí".

Consecuencias de la muerte de las uñas

Morderse las uñas no suele ser peligroso, pero puede comprometer la salud general, sobre todo si se hace por debajo del lecho ungueal.

Cualquier mordisco o picoteo bajo la cutícula, puede crear cambios

estructurales en la base de la uña, que alteren su desarrollo.

Pero lo que más preocupa son las infecciones.

"Con el tiempo, las bacterias pueden acumularse en la piel que rodea

la uña, y causar enrojecimiento, irritación e hinchazón", explica la Dra.

Jasmine O. Obioha, dermatóloga del Cedars-Sinai.

Los tratamientos tópicos, como la cortisona, pueden reducir la

inflamación, y ofrecer alivio, pero a veces los médicos tienen que drenar

la zona, para aliviar la presión.

Las bacterias de las uñas, también son más propensas a desarrollar

resfriados y gripe. Al fin y al cabo, las manos están repletas de bacterias,

sobre todo debajo de las uñas.

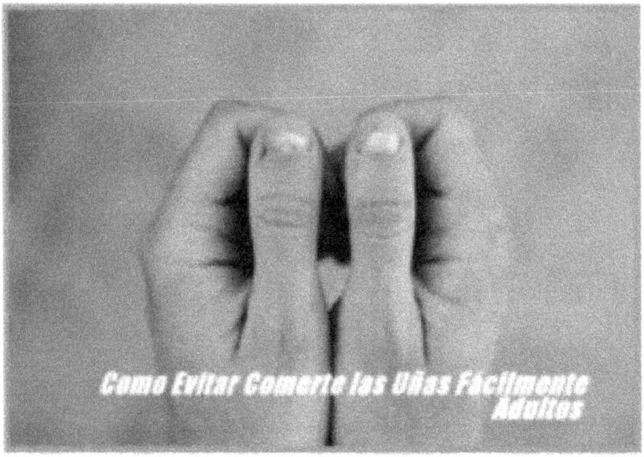

COMO EVITAR COMERTE LAS UÑAS FÁCILMENTE ADULTOS Y NIÑOS 33

Si los dedos están siempre en la boca, también lo están las bacterias

que tocan allí.

Hasta la fecha, se han identificado pocos factores de riesgo para

morderse las uñas. La alimentación prolongada con biberón, y el uso del
chupete, se consideran factores de riesgo potenciales.
Se considera que las actividades calmantes, como chuparse el dedo y el chupete, son las primeras actividades musculares coordinadas que realiza un lactante. El reflejo de succión es inicialmente necesario, para que los lactantes se alimenten por sí mismos.

Estos comportamientos se desarrollan normalmente a la edad de 3 años; sin embargo, se cree que la aparición de morderse las uñas es una continuación patológica.

Las complicaciones del mordisqueo compulsivo crónico de las uñas,

van desde la distorsión evidente de la unidad del lecho ungueal hasta la infección unguinal y oral.

El traumatismo crónico de la unidad ungueal puede causar un acortamiento progresivo de las uñas, combinado con la degeneración del lecho ungueal lejano. La paroniquia, o infección de los tejidos blandos que rodean el lecho ungueal, es una consecuencia frecuente del mordisqueo compulsivo crónico de las uñas.

34 LEBIHANTO

Además, las infecciones por papiloma y virus del herpes, pueden provocar el desarrollo de verrugas contagiosas y lesiones vesiculares, tras la transmisión orodigital.

La cavidad oral es más susceptible a la infección y al traumatismo, en pacientes con mordedura compulsiva crónica de uñas. Se sabe que esta población tiene una mayor carga bacteriana, en particular de enterobacterias.

Siempre existe un riesgo de siembra de patógenos y de transferencia de fómites entre la cavidad oral y los dedos. Motghare delinea una asociación entre el hábito crónico de morderse las uñas y los trastornos de la articulación temporomandibular.

La higiene dental, suele estar peor cuidada en los pacientes con trastornos de mordedura de uñas, y los dientes pueden astillarse, o presentar crestas con la encía inflamada. La presión al morder puede provocar fracturas del borde de los pequeños incisivos, reabsorción radicular apical, destrucción alveolar o gingivitis.

Además, las fuerzas mecánicas no fisiológicas continuas, pueden provocar apiñamiento dental clínico, rotaciones o maloclusión.

En el tratamiento del hábito de morderse las uñas, participa un equipo multidisciplinar, que proporciona atención psicosocial, psiquiátrica, dermatológica y odontológica. La atención inicial, consiste en implicar al paciente y a sus padres.

Posteriormente, puede recurrirse a profesores y conocidos cercanos, para reforzar la modificación del comportamiento de apoyo. El ambiente familiar debe ser comprensivo y afectuoso para el niño o adolescente, con palabras de ánimo continuas para aumentar la confianza en sí mismo.

Todos los hermanos deben estar de acuerdo con el plan de tratamiento, y evitar reírse del comportamiento. En los niños, es importante evaluar la gravedad del trastorno, antes de intervenir formalmente, ya que el proceso patológico de morderse las uñas, tiene un fuerte componente psicosocial.

COMO EVITAR COMERTE LAS UÑAS FÁCILMENTE ADULTOS Y NIÑOS 35

Los niños con un comportamiento moderado o leve, suelen superar la actividad, ven a compañeros con una higiene de uñas más sana, y quieren encajar.

Los dermatólogos pueden recomendar a los pacientes una forma de terapia aversiva mediante la aplicación de una capa desagradable sobre la uña para disuadir de mordérsela. Este método ha demostrado una mejora en la reducción del comportamiento impulsivo de las uñas; sin embargo, debe evitarse en pacientes con un trastorno compulsivo subyacente.

Además, se ha demostrado que el aceite de oliva reduce el comportamiento de morderse las uñas al ablandarlas sin causar angustia al niño. Otros productos tópicos alternativos son la clindamicina al 1%, los compuestos de amonio cuaternario y la quinina al 4% suspendida en aceite. Para los pacientes con distrofia ungueal grave, el uso de un vendaje adhesivo para cubrir los dedos y uñas lesionados puede ayudar a prevenir daños mayores.

La prevención mediante la higiene de las uñas sigue siendo la clave

para evitar las infecciones ungueales y sus secuelas. El aseo de las uñas con uñas cortadas y manicuras frecuentes, protege la uña y reduce la satisfacción de morderse las uñas.

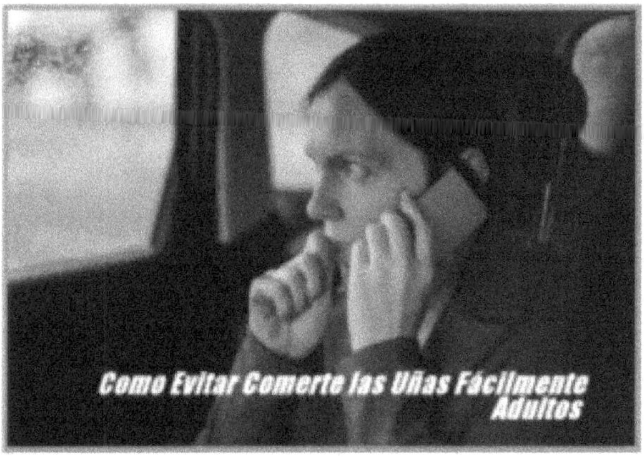

36

LEBIHANTO

Morderse o no morderse

Sea cual sea la causa, morderse las uñas provoca daños en las

cutículas, asperezas en el borde libre, sangrado de los surcos o cutículas, y deformación de las uñas. Sin embargo, el crecimiento de las uñas, puede

acelerarse hasta un 20%, según un estudio clínico realizado en 1980 por W Bean, que observó los patrones de crecimiento de las uñas durante muchos años.

López ha observado que las uñas mordidas de sus clientas, parecen crecer más rápido de lo habitual, un hecho que comparte regularmente

con ellas para animarlas.

"Les digo que si se limitan a no mordérselas durante un mes, y me llaman en cuanto se les rompe una uña acrílica, para que pueda repararla

antes de morderse la uña natural que tienen debajo, pueden acabar con el hábito, y tener unas uñas preciosas", explica.

El hábito de morderse las uñas de los pies y la boca, expone a algunas personas a problemas médicos. "Los que se muerden las uñas, son propensos a padecer infecciones por hongos en las uñas, debido a la prolongada y mayor humectación de la zona al morderlas repetidamente", explica el Dr. Bronow.

"Los daños en la matriz ungueal, por morderse las uñas, causan

problemas más extremos, como infección, caída o incluso pérdida permanente de las uñas".

COMO EVITAR COMERTE LAS UÑAS FÁCILMENTE
ADULTOS Y NIÑOS 37

Los técnicos de uñas, deben recordar a sus clientes que, morderse las

uñas, puede propagar infecciones bacterianas, y ser responsable de graves problemas dentales, como la gingivitis.

Morderse las uñas, también puede propagar enfermedades bucales,

debido al contacto constante de los dedos con la boca. Por ejemplo, el herpes oral puede empezar a crecer en los dedos, debido al contacto constante.

De hecho, según un estudio médico de 1984, el 80% de los pacientes que requieren tratamiento quirúrgico por paroniquia aguda

(inflamación o infección de los pliegues ungueales) también se muerden o arrancan las uñas.

"Espero que mis clientes dejen de morderse las uñas en cuanto puedan, porque pueden dañar permanentemente la matriz ungueal o

perderlas por completo", explica López.

38 LEBIHANTO

Cómo detectar una mordedura de uña

Busca estas posibles señales, si el individuo es un mordedor o

arrancador habitual:

1.Borde libre áspero o sin borde libre
2. Uñas o lechos ungueales extremadamente cortos
3. Cutículas ásperas, enrojecidas, agrietadas y/o sangrantes
4. Piel hinchada alrededor de la uña
5. Manchado con depósitos de calcio
6. Transmisión de enfermedades bucales

Busque estos posibles signos, (además de los mencionados

anteriormente), en las uñas deterioradas por problemas emocionales o
psicológicos:

1. Problemas gastrointestinales (calambres de estómago, dolores,

etc.)

2. Cambios de humor / disposición errática
3. Sociopatía (comportamiento antisocial)
4. Falta de autocontrol o autoestima (puede manifestarse como falta

de higiene)

5. Tensión muscular (dificultad para conseguir que el cliente relaje

los dedos)

6. 6. Sudoración excesiva

7. Problemas cardiovasculares y respiratorios, (respiración pesada o

quejas de dificultad para respirar)

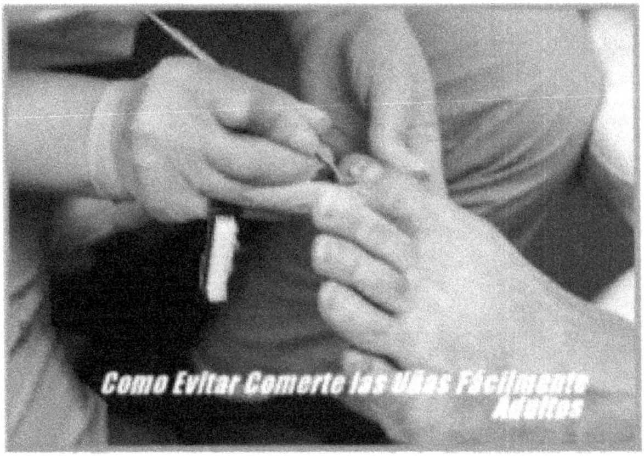

COMO EVITAR COMERTE LAS UÑAS FÁCILMENTE ADULTOS Y NIÑOS 39

La pesadilla del técnico de uñas

Este marinero llamado Jasper, admite que se ha mordido las uñas y

las cutículas hasta hacerlas sangrar, desde que le salieron los dientes de leche. "No recuerdo haber empezado", dice, y añade que el aburrimiento

mantiene su hábito.

A veces le entran ganas de morder o masticar, cuando espera a que su

ordenador procese grandes cantidades de información.

Las manos de Jasper están constantemente expuestas al agua salada,

por lo que sus cutículas están siempre secas. "En muchos casos, simplemente es más fácil morder la piel muerta que buscar una lima

o

un empujoncito", explica. Es la pesadilla de un técnico de uñas, porque considera que ir a un salón de belleza es un gran inconveniente.

Como no siente que se muerda las uñas nadie más que su novia,

Jasper admite que no tiene ningún incentivo para dejar su hábito.

Complicaciones de morderse las uñas

Cliente que se muerde las uñas: Johana, 51 años. Como directora de arte y diseñadora gráfica, la carrera de Johana descansa en sus manos, una

con las uñas muy mordidas, que también tiene divisiones. Dice que su hábito de morderse las uñas se debe al estrés en el trabajo y, a veces, al

aburrimiento.

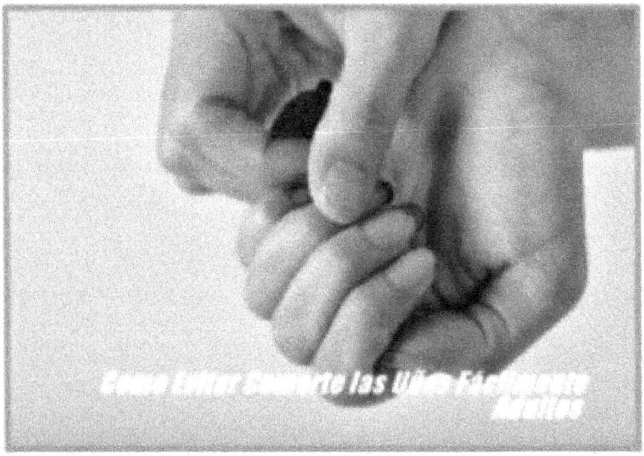

40

LEBIHANTO

Su hábito es tan innato, que Johana ni siquiera sabe que se las está mordiendo, hasta que el dolor le avisa de que se ha hecho daño. "Estoy viendo una película emocionante y, antes de darme cuenta, siento un dolor agudo y punzante, y entonces me doy cuenta de que me he metido las manos en la boca", explica.

Las uñas de Johana siempre han sido finas por naturaleza, excepto cuando estaba embarazada y tomaba vitaminas prenatales. A excepción de un periodo de cinco meses durante su embarazo, las uñas de Johana nunca han sido más largas que la punta de los dedos. Es alérgica a las uñas artificiales, por lo que las extensiones no eran una solución viable.

Johana tiene unos anillos preciosos, pero se niega a llevarlos, porque podrían llamar la atención sobre sus manos. "Me pasa lo mismo en una situación profesional, como una reunión", explica Johana. "Escondo las manos debajo de la mesa, o las doblo para que la gente no las vea".

Cap 3

Formas de evitar comerte las uñas

41

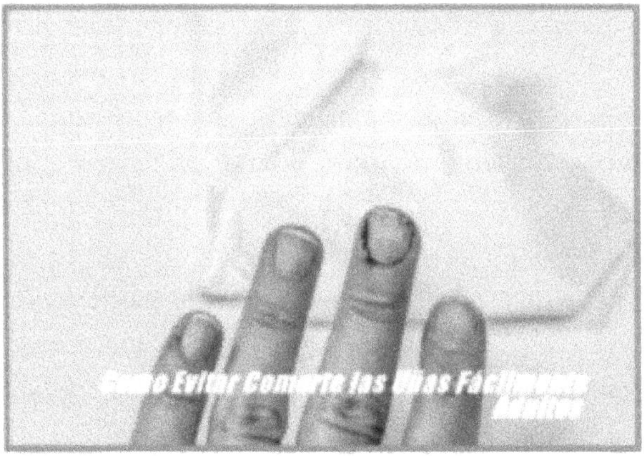

42 LEBIHANTO

Afortunadamente, existen varias formas de superar este hábito de una vez

por todas. Si te preguntas cómo dejar de morderte las uñas para siempre y conseguir por fin unas uñas fuertes y sanas que no te muerdas sin parar, aquí tienes algunos de los mejores consejos, aprobados por expertos, para

acabar con este mal hábito de una vez por todas.

Haz una lista de los antojos.

Si estás controlando los desencadenantes de tus pasos en tiempo real,

el siguiente paso que tienes que dar, es llevar físicamente una lista de la frecuencia, con la que te apetece morderte las uñas, en un bloc de notas (o en una nota digital).

Parece mucho, lo sabemos, pero puede acabar con tu hábito por defecto, explica Meghan McMackin, doctora y becaria postdoctoral

clínica de Austin Anxiety and OCD specialists.

"El acto de autocontrol, puede reducir el comportamiento
en sí: es

difícil escribir o teclear, y morderse las uñas simultáneamente", explica

McMacklin. " Tomarse un momento para registrar la mordedura de las uñas, obliga a romper el ritmo de la mordedura, y reflexionar sobre el

comportamiento.

Después, muchas personas son capaces de dejar de morderse las uñas,

en ese momento concreto, con lo que el hábito se reduce gradualmente". "

Aborda las emociones que hay bajo la superficie.

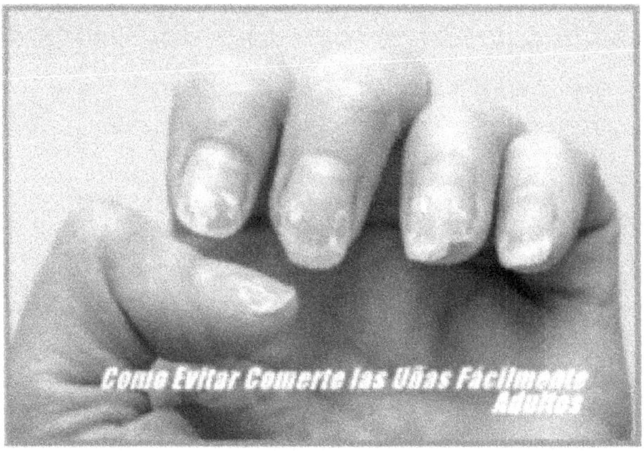

COMO EVITAR COMERTE LAS UÑAS FÁCILMENTE ADULTOS Y NIÑOS 43

A veces, el desencadenante que te hace meterte los dedos en la boca, no es físico, sino emocional.

En este caso, cambiar el entorno, no ayudará mucho por sí solo, explica Heather Edwards, LMHC, psicoterapeuta residente en Nueva

York. Si no puedes identificar un estímulo físico que te haga morderte las uñas, piensa en los pensamientos o sentimientos, que te asaltaron justo antes de decidir picar algo.

"¿Cuál era tu monólogo interno en este momento? A veces nos dejamos llevar por estrategias de afrontamiento poco saludables", explica

Edwards a Good Housefasteing. "¿Qué te dijiste a ti mismo en una situación o sentimiento, que te llevó a morderte las uñas? ¿Puedes desafiar esa línea de pensamiento o a ti mismo?". La mayoría de las veces, es posible que reacciones con impaciencia, ante pensamientos o

sentimientos, cuando empiezas a morderte las uñas, como mecanismo

de afrontamiento. ¿Hay algo que funcione mejor en este caso? A veces, mantener las manos ocupadas en otra cosa, mientras te enfrentas a emociones relacionadas con la ansiedad o el estrés, puede ser mucho más fácil si reconoces activamente, estas emociones de antemano.

Una nueva investigación, sugiere que el tacto suave podría ayudar a dejar de morder y rascarse la piel.

1

1. https://ebay.us/JuFAGc

44 LEBIHANTO

Aproximadamente la mitad de las personas que participaron en un estudio de seis semanas, afirmaron que practicar un nuevo hábito, como frotar dos dedos, les ayudaba a reducir sus conductas nocivas repetitivas, especialmente morderse las uñas.

Un nuevo estudio sugiere que una sencilla técnica, podría ayudar a las personas que no pueden dejar de morderse las uñas, o hurgarse la piel.

El comportamiento repetitivo, centrado en el cuerpo, tirarse o hurgarse compulsivamente el pelo o la piel, incapaz de parar, aunque el comportamiento provoque costras, cicatrices y calvas, afecta a alrededor del 5% de las personas en todo el mundo, según la Fundación TLC para el Comportamiento Repetitivo Centrado en el Cuerpo, un grupo de defensa de las personas con esta afección.

La investigación, publicada en JAMA Dermatology, ha descubierto que un método denominado sustitución de hábitos, puede ayudar a reducir estos comportamientos.

Aunque la nueva técnica, que consiste en frotarse suavemente los dedos, la palma de la mano, o el dorso del brazo al menos dos veces al día, no ayudó a todo el mundo, alrededor del 53% de los participantes en el estudio, afirmaron haber experimentado al menos cierta mejoría, frente al 20% de los participantes en un grupo de control.

"La regla consiste simplemente en tocarse ligeramente el cuerpo", afirma Steffen Moritz, autor principal del estudio, y jefe del grupo de trabajo de neuropsicología clínica del Centro Médico Universitario Hamburg Eppendorf de Hamburgo (Alemania).

El estudio, se consideró una investigación de "prueba de concepto", es decir, una investigación inicial, que requiere más confirmación. Aun así, los expertos afirmaron que los resultados eran alentadores.

En el estudio, de seis semanas de duración, Moritz y sus colegas examinaron a 268 personas, que padecían tricotilomanía (trastorno en el que la gente se arranca el pelo en respuesta al estrés o la autocompasión), o se mordían repetidamente las uñas, o el interior de la mejilla.

COMO EVITAR COMERTE LAS UÑAS FÁCILMENTE
ADULTOS Y NIÑOS 45

Los investigadores asignaron aleatoriamente a los voluntarios a dos grupos. Un grupo recibió un manual y un vídeo, en el que se les enseñaba a crear el nuevo hábito, menos dañino, frotándose suavemente los dedos, la palma de la mano o el brazo, cada vez que sentían el impulso de morderse las uñas, o adoptar el comportamiento dañino.

También se les pidió que practicaran el nuevo hábito, cuando no

sintieran el impulso de arrancarse las uñas o mordérselas. A los residentes del grupo de control, se les informó de que se les había puesto en lista de espera para recibir tratamiento, y no recibieron formación sobre la sustitución del hábito, hasta que concluyó el estudio.

En general, casi el 80% de los participantes en el grupo de

tratamiento, se declararon satisfechos con el curso, y el 86% dijeron que se lo recomendarían a un amigo.

Las personas que se mordían las uñas, parecían ser las que más se

beneficiaban de la técnica de sustitución de hábitos.

El nuevo enfoque, es una variación de otras técnicas conductuales, para el comportamiento repetitivo centrado en el cuerpo, que incluyen el

entrenamiento para invertir el hábito, y algo llamado desacoplamiento.

Aunque algunos medicamentos, como los antidepresivos, se han

recetado a personas con conductas repetitivas centradas en el cuerpo, la FDA no ha aprobado ningún fármaco específico para este trastorno. La terapia cognitivo-conductual, se considera el enfoque más eficaz.

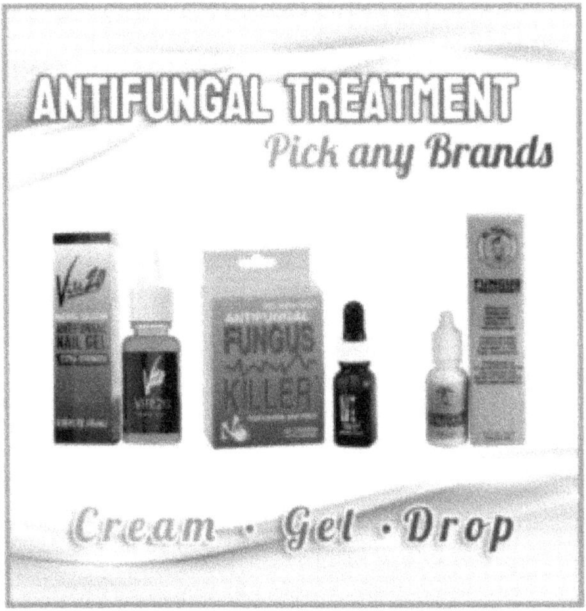

46 LEBIHANTO

2

Según Natasha Bailen, psicóloga clínica del Centro para el TOC y Trastornos Relacionados del Hospital General de Massachusetts, y la

Facultad de Medicina de Harvard, en el entrenamiento para la reversión de hábitos, se aprenden "respuestas competitivas".

"Por ejemplo, apretar los puños con fuerza, cuando te apetece tirarte

del pelo o rascarte la piel. Puede ser sentarse sobre las manos", explica. El objetivo es utilizar un grupo muscular, de modo que no se pueda realizar

físicamente el comportamiento nocivo".

Durante el desacoplamiento, se desaprende un hábito realizando un movimiento similar, pero cambiándolo en el último momento. Por ejemplo, si uno se muerde las uñas, puede llevarse la mano a la cara, pero

tocándose el lóbulo de la oreja en vez de la boca.

Según Moritz, el entrenamiento de sustitución de hábitos del

estudio, difiere en que pretende sustituir la sensación, a veces placentera, de arrancarse las uñas y tirar de ellas por algo que también se siente bien,

pero que no es dañino: un toque suave.

2. https://ebay.us/VgXjnn

COMO EVITAR COMERTE LAS UÑAS FÁCILMENTE ADULTOS Y NIÑOS 47

De hecho, el manual de formación del estudio, recomienda evitar tocarse el cuerpo de forma brusca, o ejerciendo demasiada presión, como frotarse la piel en la ducha, o cepillarse los dientes con demasiada fuerza.

"Diría que entre un tercio y la mitad de los pacientes con conducta repetitiva centrada en el cuerpo, se benefician de la disociación, pero el resto n o", afirma Moritz. "Y por eso, la idea era encontrar otra técnica, que quizá se adapte a estos pacientes que no responden".

La formación, también recomienda que las personas se regalen cosas, como un masaje, un baño caliente o la aplicación de una loción "de forma consciente e, idealmente, con amor".

John Piacentini, presidente del consejo de la Fundación TLC para el Comportamiento Repetitivo Centrado en el Cuerpo, dijo que, "es fantástico que este estudio esté aumentando la concienciación, ya que son realmente incomprendidos, a menudo diagnosticados o pasados por alto por completo".

"Existen tratamientos razonablemente buenos, que la mayoría de los clínicos desconocen, o no aplican", afirmó.

Sin embargo, señaló algunas de las limitaciones del estudio, como que el grupo de control no se sometió a algún tipo de tratamiento alternativo, que el estudio fue relativamente corto, de sólo seis semanas, y

que no estaba claro si la intervención se vio afectada por otras afecciones,

como la ansiedad o la depresión, o ayudó a reducir los trastornos.

Identifica los factores desencadenantes.

Si quieres dejar de morderte las uñas, lo primero que debes hacer es fijarte bien en los lugares en los que sueles hacerlo, aconseja el Dr. Berry.

Por ejemplo, puede que te des cuenta de que empiezas a mordisquearte

las uñas mientras lees el correo electrónico, trabajas o ves la tele.

"Queremos fijarnos específicamente en lo que hace la persona, dónde

está, quién la rodea y cómo se siente", explica Berry. "¿Hay algún vínculo

emocional de aburrimiento, ansiedad, etcétera, que contribuya y refuerce

el comportamiento?".

48 LEBIHANTO

Una vez que sepas qué es exactamente lo que te predispone, puedes dar el siguiente paso para cambiar tu entorno, y hacer más difícil que te enganches al hábito.

Si descubres que empiezas a morderte las uñas con más frecuencia, cuando estás trabajando sola en tu habitación, por ejemplo, puedes probar a sentarte en el comedor en su lugar, y hacerlo con otras personas, lo que puede ayudarte a ser, cada vez, más y más consciente del comportamiento.

Los autores del estudio, también enumeraron varias limitaciones, entre ellas que los participantes, fueron reclutados de las redes sociales, carecían de diversidad (la mayoría eran mujeres blancas de unos 30 años) y no estaban confirmados por sus diagnósticos.

"Me entusiasmó que se siguiera trabajando en este campo de la autoayuda", dijo Bailen, y añadió que las técnicas de sustitución de hábitos, podrían ser útiles para quienes esperan tratamiento, o en combinación con otras terapias.

"El acceso a los servicios de salud mental, puede ser un verdadero reto

hoy en día, y las listas de espera pueden ser increíblemente largas", dijo. "Pero creo que cuanto más investiguemos, y más podamos desarrollar

estos materiales de autoayuda, podremos ayudar a reducir esa brecha en el tratamiento. Y eso es muy importante". "

Mantén las uñas cortas.

Puedes tender a morderte más las uñas cuando las tienes largas, por lo que es una buena idea mantenerlas cortas, para ayudarte a adquirir el hábito. Si no tienes suficiente uña para agarrar con los dientes, no te sentirás tan satisfecho cuando te las muerdas. (Además, las uñas cortas

son más fáciles de mantener, y suelen ser más higiénicas que las largas).

Hazte una buena manicura.

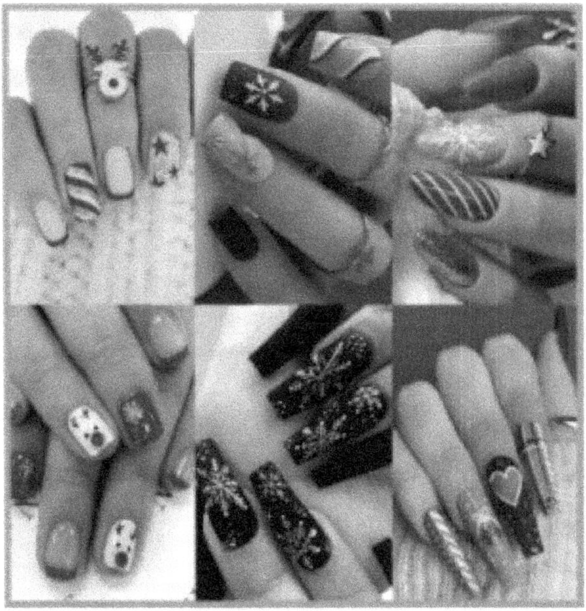

COMO EVITAR COMERTE LAS UÑAS FÁCILMENTE ADULTOS Y NIÑOS 49

3

¿Quieres otra razón para dejar de morderte las uñas? Hazte una bonita manicura en el salón de manicura (o prueba un kit de polvos de inmersión en casa): es menos probable que las estropees mordiéndote las uñas, si te has gastado dinero y esfuerzo en dejarlas tan bonitas.

Cubrir tus uñas con mal gusto.

"Una de las formas más comunes de dejar de morderse las uñas, es aplicarles una laca de mal sabor", dice el Dr. Zeichner. "Si no te gusta el sabor, dejarás de llevártela a la boca". Precisamente por esta razón, hay una variedad de esmaltes de uñas, especiales con sabor amargo, para que dejes de morderte las uñas, como Orly no bite deterrent, o

Ella + Mila more biting, que Berry recomienda si buscas una versión para niños. Su terrible sabor, hará que te lo pienses dos veces antes de mordisquearlas.

3. https://ebay.us/f5gQOE

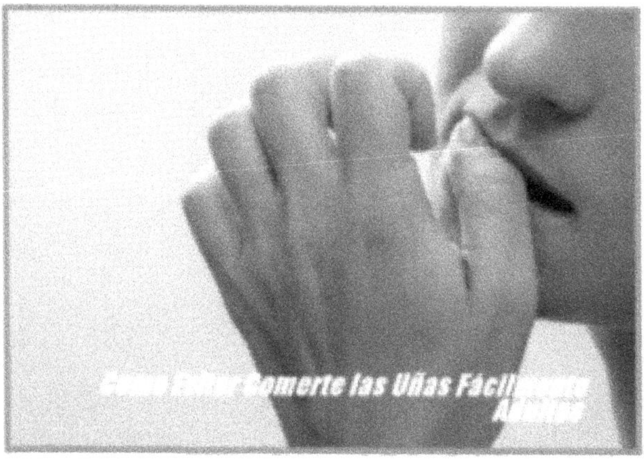
50

LEBIHANTO

Cúbrete las uñas

Si la manicura no te ayuda mucho a dejar de morderte, busca la forma de cubrirte las uñas. "Hay que poner bloqueos y métodos que hagan imposible morderse", explica el Dr. Berry. Por ejemplo, poniéndote guantes, vendas o incluso uñas postizas: cualquier cosa que te impida llegar a las uñas con la boca.

Mantén las manos o la boca ocupadas

Una buena forma de dejar de morderte las uñas, es hacer otra cosa

con las manos o la boca, para canalizar esa energía hacia otro comportamiento. Por ejemplo, puedes intentar mantener las manos ocupadas, jugando con algo como papel de lija, que puede proporcionarte la estimulación sensorial que buscas, explica Berry.

Otras cosas con las que puedes jugar, en lugar de morderte las uñas, son las pelotas antiestrés, o los juguetes inquietantes. O si buscas algo con lo que mantener la boca ocupada, puedes probar a mascar chicle.

Utiliza la tecnología a tu favor

Existe un conjunto de aplicaciones móviles gratuitas, diseñadas para

ayudarte a dejar de apantallarte, entre las que se incluyen las mejores opciones como QUITT! y Nomo.

Algunas aplicaciones están diseñadas para ser utilizadas con

tecnología, como los smartwatches, (así como otros dispositivos independientes), para recordarte que no debes morderte las uñas.

COMO EVITAR COMERTE LAS UÑAS FÁCILMENTE ADULTOS Y NIÑOS 51

Una de las favoritas de los pacientes de McMackin, es la pulsera Habitaware, un dispositivo limpio, que vibra cada vez que te llevas las uñas a la boca.

"Los usuarios entrenan la pulsera, para que reconozca los movimientos, que caracterizan el comportamiento que intentan reducir. Entonces, la pulsera les avisa cuando detecta que están realizando un comportamiento identificado", explica McMackin. "Algunas personas han tenido éxito con este método, porque elimina gran parte del trabajo de autocontrol".

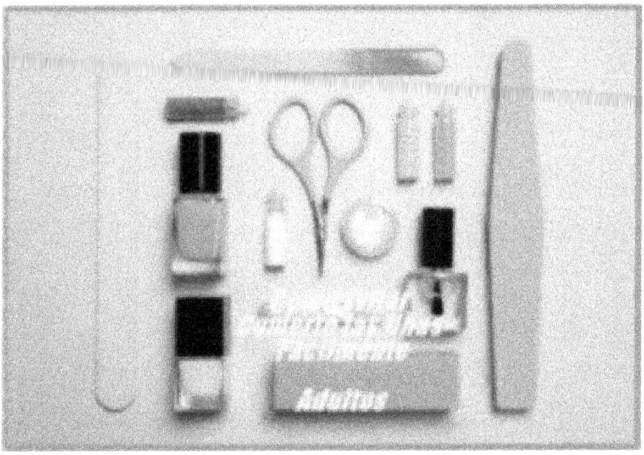

52 LEBIHANTO

Cuándo es el momento de pedir ayuda

Si todo lo demás falla, puedes plantearte buscar un terapeuta, ya que

morderse las uñas, puede ser un signo o síntoma de un problema más grave, como un trastorno obsesivo-compulsivo (TOC), u otro trastorno

de ansiedad, aunque también es importante tener en cuenta, que el comportamiento, puede darse al margen de estas afecciones.

En cualquier caso, si la mordedura de la uña, causa angustia o

disfunción significativas, podría ser el momento de buscar ayuda, subraya Berry. "Si hay problemas subyacentes, como la ansiedad, que desencadenan el hábito, hay que abordarlos".

Y, por supuesto, si el hábito tiene consecuencias para la salud, también puede estar justificada una visita al dermatólogo. "Si te muerdes las uñas y aparecen zonas enrojecidas, hinchadas o sensibles en la piel,

acude inmediatamente al dermatólogo, para que evalúe si has desarrollado una infección que necesite tratamiento".

Encuentra un sustituto

Mantén las manos ocupadas con una pelota antiestrés, una piedra de

la preocupación, o incluso un bolígrafo que haga clic.

[4]

Tómatelo con calma

4. https://www.ebay.com/sch/

i.html?_from=R40&_trksid=p2334524.m570.l1311&_nkw=nail+set+kit&_sacat=0&LH_Title

Desc=0&_odkw=cover+false+nails&_osacat=0

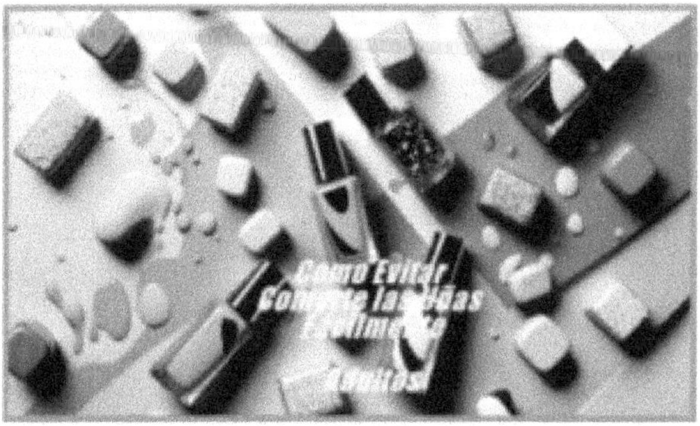

COMO EVITAR COMERTE LAS UÑAS FÁCILMENTE ADULTOS Y NIÑOS 53

En lugar de intentar dejar de morderte todas las uñas de la noche a la

mañana, adopta un enfoque gradual, centrándote en una uña cada vez.

Cuando lo consigas con una uña, añade otra, hasta que puedas dejar

de morderte las uñas de toda la mano.
¿Sigues mordiéndote las uñas?

Sé amable contigo mismo.
Dejar un hábito de la infancia es complicado, y a veces la incapacidad

para dejarlo, es señal de un problema psicológico o emocional.

Si ha intentado dejarlo repetidamente sin éxito, habla con tu médico.

Existen tratamientos específicos, tanto médicos como psicológicos,

que pueden ayudarte, como la terapia cognitivo-conductual, y las estrategias de deshabituación.

Mientras tanto, presta atención a cualquier enrojecimiento, dolor, hinchazón, descamación o cambio en la uña. Las picaduras, la decoloración y el crecimiento anormal, pueden ser signos de un problema médico. Si ocurre algo inusual, consulta a un médico.

5

Por lo que respecta al tratamiento, sobre todo en los niños, la reprimenda es totalmente ineficaz. Sin embargo, las técnicas de refuerzo positivo y modificación del comportamiento, han demostrado ser muy prometedoras.

5. https://www.ebay.com/sch/

i.html?_from=R40&_trksid=p2334524.m570.l1311&_nkw=nail+set+kit&_sacat=0&LH_Titl

Desc=0&_odkw=cover+false+nails&_osacat=0

54 LEBIHANTO

Es importante evitar morderse las uñas, ya que este comportamiento puede precipitar una paroniquia aguda. Los dermatólogos que atienden al paciente que se muerde las uñas, deben tratar inmediatamente la paroniquia aguda con la medicación antibiótica adecuada, o compresas calientes, para detener la progresión de la enfermedad y prevenir la formación de abscesos u osteomielitis.

Sin embargo, la paroniquia aguda, también puede ser secundaria a infecciones víricas y fúngicas. La citología es una técnica útil para determinar el agente causal y el tratamiento adecuado.

Otro enfoque terapéutico, consiste en utilizar la terapia cognitivo-conductual, para abordar el comportamiento intrusivo. La terapia cognitivo-conductual, se basa en un modelo tanto conductual como cognitivo, y actúa de forma mecánica, para limitar las conductas de afrontamiento desadaptativas.

Históricamente, un número limitado de informes de casos, describen el uso de la hipnosis aversiva, para reducir eficazmente el hábito crónico de morderse las uñas.

Más recientemente, Bornstein ha propuesto una combinación de hipnoterapia con modificación del comportamiento, para mejorar el hábito de morderse las uñas y promover la remisión.

La terapia de análisis funcional, ha demostrado su utilidad, al centrarse en la reconexión de un hábito y basarse en la presunción de que,

morderse las uñas, es un comportamiento aprendido. Este tipo de terapia

evalúa entornos y situaciones específicos, que pueden ser el estímulo del

comportamiento repetitivo, como morderse las uñas.

Por ejemplo, un investigador puede evaluar a un paciente en varios

entornos para determinar la frecuencia con la que se muerde las uñas.

Dufrene ha demostrado que los datos del análisis funcional, pueden

utilizarse para formular un tratamiento específico, dirigido a la reducción

de la conducta y su eventual extinción.

Por otro lado, la Terapia de Reversión del Hábito (TRH) ofrece

a los pacientes un medio de concienciación sobre el hábito y métodos

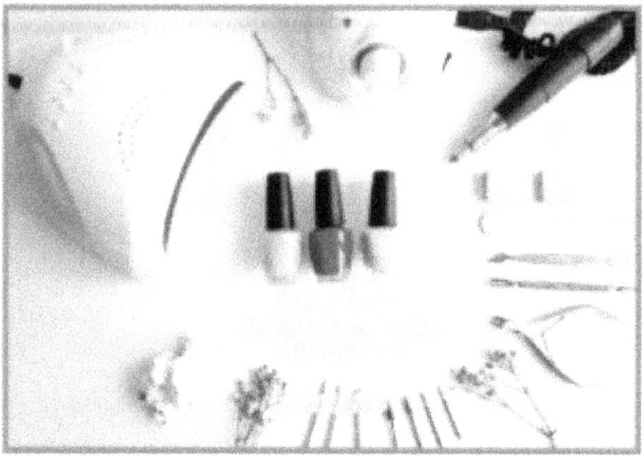

COMO EVITAR COMERTE LAS UÑAS FÁCILMENTE ADULTOS Y NIÑOS 55

alternativos de afrontamiento. TwoHig informó de un aumento significativo de la longitud de las uñas al utilizar la TRH en comparación con el placebo.

6

Esta modalidad debe utilizarse correctamente, ya que la vergüenza

y el castigo por morderse las uñas se asocian a resultados indeseables, potencian la compulsión, y no se recomiendan como línea de servicio del tratamiento.

La terapia aversiva, puede ser un componente de una técnica de

modificación de conducta de tres pasos, denominada procedimientos de control de estímulos. Los tres pasos consisten en eliminar los desencadenantes ambientales, aumentar la dificultad de morderse las uñas, y eliminar los reforzadores positivos.

La farmacoterapia es un tratamiento de segunda línea, para el hábito

de morderse las uñas, en niños y adolescentes. La fluoxetina, un inhibidor selectivo de la recaptación de serotonina, ha demostrado en varios casos su eficacia, en el tratamiento de la onicofagia.

Partiendo de la base de que morderse las uñas de forma crónica, entra dentro del ámbito del TOC y, en particular, de los comportamientos repetitivos centrados en el cuerpo, se ha demostrado que los ISRS

6. https://www.ebay.com/sch/

i.html?_from=R40&_trksid=p2334524.m570.l1311&_nkw=nail+set+kit&_sacat=0&LH_Title

Desc=0&_odkw=cover+false+nails&_osacat=0

atenúan las compulsiones. Los clínicos deben ser cautelosos a la hora de

prescribir otros fármacos de la familia de los ISRS, ya que los estudios muestran que esta clase de fármacos, puede exacerbar los trastornos relacionados con los impulsos.

Se recomiendan visitas anuales de seguimiento, con médicos de

atención primaria y dentistas, para identificar infecciones tempranas y

permitir un tratamiento adecuado. También se recomiendan las visitas

dentales anuales para evaluar la patología gingival y dental, e iniciar una

intervención precoz.

Los dermatólogos, deben seguir participando en la atención de los

pacientes con infecciones periungueales persistentes, y distrofia ungueal.

Puede ser necesario consultar a especialistas en enfermedades infecciosas,

en caso de infecciones resistentes a los antibióticos.

Los pacientes con enfermedades psiquiátricas comórbidas, pueden

beneficiarse de visitas psiquiátricas con un profesional de la salud mental,

para explorar técnicas terapéuticas.

Una buena higiene de las uñas, es esencial, e incluye mantenerlas

recortadas y limadas. Curiosamente, permitir que las niñas tengan unas uñas cuidadas profesionalmente, puede hacer que las adolescentes, se

comprometan a no morderse las uñas, de forma secundaria al atractivo estético positivo.

Los productos cosméticos para las uñas, pueden servir tanto para

tratar el hábito de morderse las uñas, como para enmascarar una distrofia

ungueal grave, mientras la uña se cura.

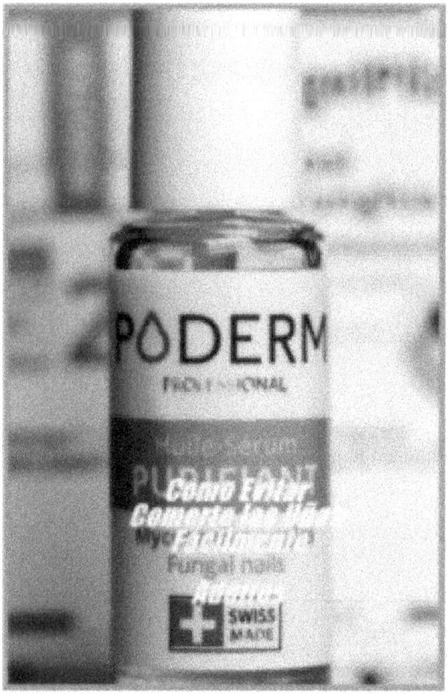

COMO EVITAR COMERTE LAS UÑAS FÁCILMENTE ADULTOS Y NIÑOS 57

7

Mascar chicle

Masticar chicle, puede ser una opción alternativa eficaz para frenar la

compulsión a morderse las uñas, en situaciones socialmente estresantes para un niño mayor, cuando no se pueden utilizar otros mecanismos de afrontamiento. El resultado es una mejor higiene oral y bucal. Los chicles a base de sorbitol, en lugar de los azucarados, pueden ayudar a prevenir las caries.

Libros y redes sociales

Los libros y las redes sociales, pueden proporcionar apoyo y estrategias. Un recurso excelente en la lucha contra las uñas de los niños,

es utilizar el libro interactivo What To Do When Bad Habits Set In, del

Dr. Huebner, 2008.

Este libro crea una autoexploración única y divertida en la identificación de malos hábitos, como el encasillamiento de las uñas, para

tomar conciencia de uno mismo, seguida de consejos y trucos para frenar

7. https://ebay.us/3VLZ26

el hábito. Para los niños que prefieren un enfoque más visual, un episodio de �e Bernstein Carries aborda el tema de forma creativa, cómoda y esclarecedora, y puede verse gratuitamente en YouTube.

Sistema de recompensas

Los padres también pueden aplicar una economía de fichas, para frenar el comportamiento de morderse las uñas. Creando una tabla de pegatinas para los niños, y añadiendo una pegatina cada día, el niño mantiene las uñas libres de daños por morderse, lo que mantiene a los niños motivados, sabiendo que hay un premio disponible después de varios días buenos consecutivos (por ejemplo, 2 semanas seguidas para empezar).

Los niños con enuresis o incontinencia nocturna, han sido tratados con éxito, utilizando una estrategia similar.

Técnicas de atención plena

Introducir la atención plena como hábito, puede ayudar a crear autoconciencia, y a buscar formas socialmente aceptables de afrontar el estrés y la ansiedad. La terapia cognitiva, sugiere que las personas adopten comportamientos alternativos, para distraerse de los impulsos intrusivos, como las manualidades, los deportes y los instrumentos musicales, para

mejorar la confianza y la concentración, y reducir la angustia.

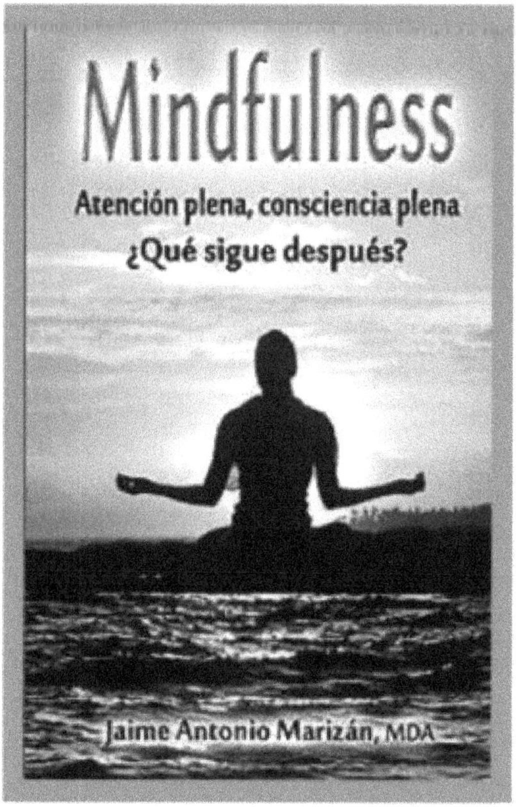

COMO EVITAR COMERTE LAS UÑAS FÁCILMENTE ADULTOS Y NIÑOS 59

8

Además, morderse las uñas, puede ser una fuente de transmisión de virus y bacterias (por ejemplo, tocar el grifo de la fuente de agua comunitaria, y luego llevarse los dedos a la boca). Se ha demostrado que el coronavirus, causante de la enfermedad de 2019, permanece en las superficies hasta 3 días.

En consecuencia, las recomendaciones firmes de evitar el contacto con la cara, también se aplicarían a la recomendación de abandonar el comportamiento de morderse las uñas.

Morderse las uñas puede ser un hábito crónico y debilitante que puede continuar en la edad adulta y puede ser tanto una fuente como

un transmisor de enfermedades. Aunque está relacionado con el estrés, el hábito también puede contribuir a un grave malestar psicosocial.

8. https://ebay.us/SHJWrH

60 LEBIHANTO

Conocer las medidas preventivas y los planes de tratamiento adecuados para niños y adolescentes, puede ayudar a evitar que el hábito se convierta en permanente. Si se tiene en cuenta que morderse las uñas, puede transmitir enfermedades mortales, acabar con el hábito puede ser

una salvajada.

COMO EVITAR COMERTE LAS UÑAS FÁCILMENTE
ADULTOS Y NIÑOS 61

Entrenamiento en reversión de hábitos (HRT)

El HRT es un enfoque basado en la investigación para tratar todo

tipo de hábitos, incluido el de morderse las uñas.

HRT Paso 1: Haga que su hijo sea más consciente de que se muerde las uñas

Utiliza una palabra clave: decir "basta" o "basta ya" puede aumentar el

estrés para ti y para tu hijo, lo que podría empeorar el hábito de morderse
las uñas. Inventa una palabra clave o una señal secreta (por ejemplo, un tirón de orejas) para que tu hijo sepa cuándo se muerde las uñas. Tu hijo
también puede compartir esta palabra o signo con sus amigos, profesores, entrenadores, etc.

Ponle algo en las uñas: puedes utilizar vendas, guantes o esmalte
amargo. Ten en cuenta que estas estrategias están pensadas para que tu
hijo se dé cuenta de que se muerde las uñas, no para que deje de hacerlo.

HRT Paso 2: Comportamiento sustitutivo - Pídele que haga otra cosa con las manos

Pídele que coja algo o que te sostenga algo.

Enséñele un comportamiento más tolerable (agitar un bolígrafo).

Pídele que haga algo con las manos que no puede hacer mordiéndose
las uñas (sentarse sobre las manos, agitar los brazos).
Pídele que haga algo aburrido antes de poder morderse las uñas (dar cuerda a los dedos durante 30 segundos). Puede que se enfaden lo suficiente como para dejar de hacerlo.

HRT Paso 3: Crear y mantener la motivación

Utiliza un sistema de recompensas para tu hijo. Pon un cronómetro y dale un punto si es capaz de aguantar todo el tiempo sin morderse las uñas. También puedes darle puntos si deja de morderse o realiza la conducta de sustitución, (paso 2), cuando oiga la señal secreta o la
palabra clave (paso 1). Con esos puntos, puedes comprar premios (tiempo de pantalla, comida o películas).

Nota sobre los castigos

62 LEBIHANTO

Los castigos son como las multas por exceso de velocidad: te paran en

el momento, pero la mayoría de la gente vuelve a hacerlo a los pocos días y se esfuerza por que no le pillen. Es poco probable que el castigo detenga a tu hijo, pero puede enseñarle a ser más sigiloso con sus muertes. En

realidad, esto puede aumentar su estrés, ¡lo que les hará más propensos a volver a morder!

Recuerda que cambiar de hábitos es difícil, pero utilizar estas

estrategias puede hacerlo más fácil. Busca ayuda adicional de tu médico, cuando te duelan los dedos o te rompas la piel repetidamente, cuando

ocurra con otros comportamientos repetitivos enfocados, que parece que puedes controlar.

COMO EVITAR COMERTE LAS UÑAS FÁCILMENTE

ADULTOS Y NIÑOS 63

Perfil de los que se muerden las uñas

Comerse las uñas es más frecuente en varones que en mujeres, a partir de los 10 años (un 10% menos se muerden las uñas que los chicos), y los individuos con mayor inteligencia, tienden a mordérselas más que los de menor inteligencia. (Los estudios parecen sugerir que esto se debe a que las personas con mayor inteligencia, tienen más responsabilidades, lo que puede proporcionarles más ansiedad).

Los estudios demuestran, que puede haber cierta relación entre morderse las uñas, y la baja autoestima. Sin embargo, en general, morderse las uñas no reduce la autoestima del mordedor.

Aunque ningún estudio ha encontrado una tasa de éxito general, para curar el hábito de morderse las uñas, el doctor Rob Dahmes sugiere que puede ser más difícil curar a quienes tienen el hábito, que a quienes se muerden las uñas en relación con un problema psiquiátrico.

Morderse las uñas como consecuencia de un trauma emocional, puede curarse con medicación y/o asesoramiento.

Medidas drásticas

Cliente que se muerde las uñas: Gina, 38 años. Aunque la mayoría de la gente estaría de acuerdo en que morderse las uñas no es un problema lo

bastante grave como para provocar un cambio de trabajo, un cambio bien

calculado de un trabajo de ventas a otro ha ayudado a esta profesional a

tener su hábito bajo control.

"Me muerdo las uñas cuando aumentan mis niveles de ansiedad",

admite Gina, recordando sus uñas extremadamente cortas y desgarradas,

y sus cutículas secas. "Pero hace poco he cambiado de puesto, así que creo

que estoy mucho menos estresada. Hace quince días que no me muerdo

las uñas. "

Avergonzada delante de los clientes, Gina solía dejarse crecer las uñas

de los pulgares, (mientras se mordía el resto de las uñas), porque pensaba

que eran las que estarían más directamente expuestas a los clientes,

cuando les entregaba documentos.

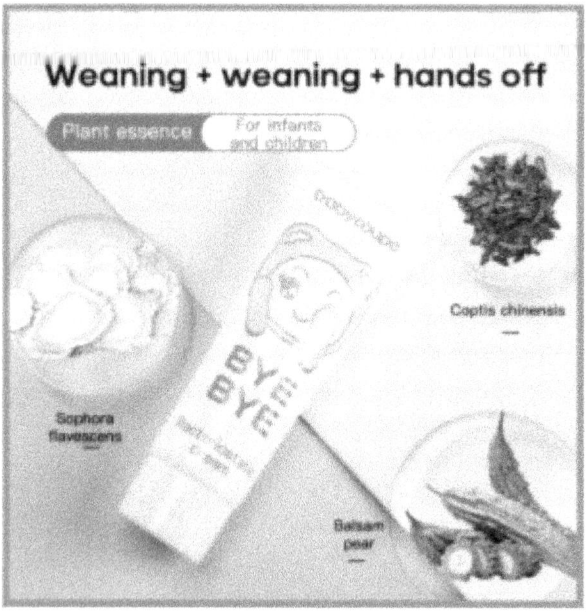

64 LEBIHANTO

9

Las personas que se pican la piel de forma inconsciente pueden beneficiarse del uso de guantes o vendas adhesivas para evitar daños en los tejidos y reducir la necesidad de picar.

Pueden tomar medidas en casa, practicando técnicas de control del

estrés, y modificando su entorno para reducir la exposición a posibles desencadenantes.

Entre los consejos para controlar el trastorno del picaje cutáneo en casa, se incluyen:

Aplicar pomadas tópicas calmantes, como gel de aloe vera, o aceite de coco de alta calidad

Hacer ejercicio con regularidad

Practicar yoga, meditación o ejercicios de respiración profunda, para

reducir el estrés o la ansiedad

Eliminar o cubrir los espejos para evitar ver las imperfecciones de la

piel y seguir tratando de quitar esas imperfecciones

9. https://ebay.us/FHYWK5

COMO EVITAR COMERTE LAS UÑAS FÁCILMENTE ADULTOS Y NIÑOS 65

Esconder las herramientas que se utilicen para arrancarse la piel, como pinzas, cortaúñas y tijeras.

El trastorno por excoriación, es un comportamiento repetitivo, caracterizado por rascarse o arrancarse la piel de forma compulsiva.

Las personas se pican la piel por distintos motivos. Por ejemplo, también pueden padecer un trastorno de salud mental, como TOC o

TDAH.

Si no se trata, este trastorno puede provocar heridas abiertas, cicatrices e importantes trastornos emocionales. Las personas con este trastorno, también pueden experimentar aislamiento social, y evitar relacionarse con amigos y familiares, debido a sus creencias sobre su aspecto.

El tratamiento de este trastorno, se centra en identificar los factores desencadenantes, abordar el comportamiento, y controlar los síntomas de cualquier enfermedad o trastorno psiquiátrico subyacente.

La terapia cognitivo-conductual, y otras formas de terapia, pueden

ayudar a la persona a identificar los factores psicológicos, físicos o ambientales, que pueden estar contribuyendo a su comportamiento de picadura de piel.

Los ISRS, los anticonvulsivantes y los antipsicóticos, también pueden ayudar a tratar los trastornos cutáneos. Un profesional sanitario cualificado, puede ayudar a una persona a decidir qué opción de tratamiento puede ser la mejor para ella.

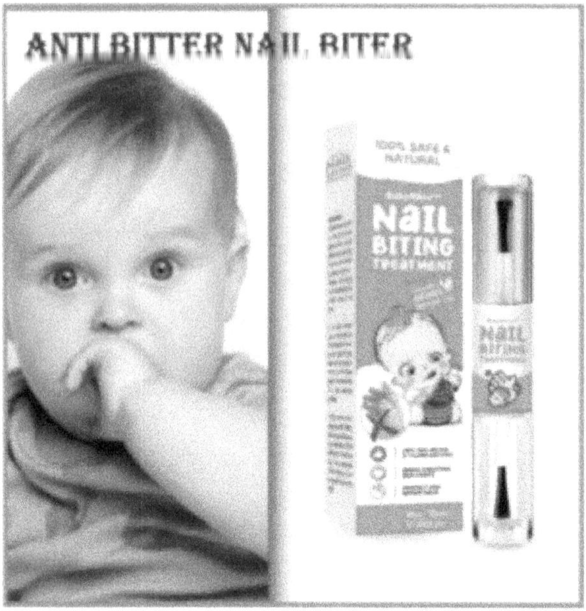

5 técnicas para reducir los mordiscos en los niños

Algunos niños se muerden a sí mismos, o a otros, cuando están

frustrados. He visto muchos casos de este tipo en niños autistas, pero puede ocurrir con cualquier niño, incluidos los que tienen problemas

sensoriales.

Detener este comportamiento, puede ser un reto para padres y

cuidadores. Veamos por qué muerden los niños y qué se puede hacer al

respecto.

A menudo, el comportamiento de morder, no se debe a la

agresividad, sino más bien a un desequilibrio del sistema sensorial, y a una

autorregulación deficiente.

Masticar y morder, son actividades sensoriales. Aprovechan el

sistema propioceptivo, que registra la presión en las articulaciones. La información resultante, llega al cerebro para ser procesada, lo que tiene un efecto regulador sobre el sistema nervioso.

10. https://ebay.us/B8a8xI

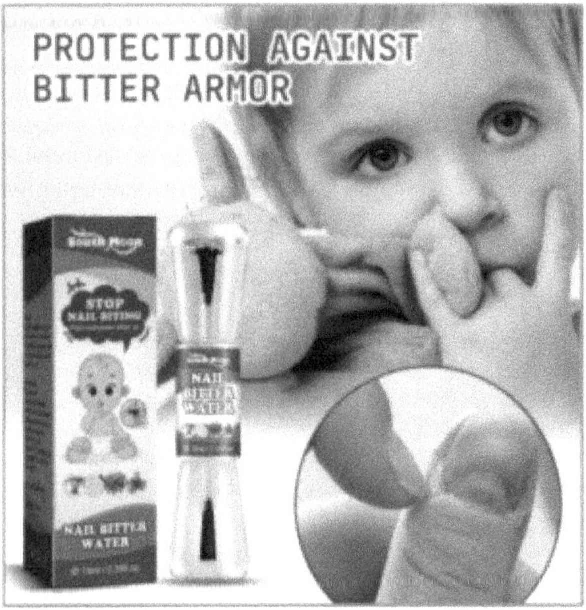

COMO EVITAR COMERTE LAS UÑAS FÁCILMENTE ADULTOS Y NIÑOS 67

En otras palabras, los niños muerden porque les tranquiliza. Saber esto nos da pistas sobre lo que podemos hacer, para satisfacer las necesidades sensoriales reales del niño, y reducir el hábito de morder.

5 técnicas para reducir los mordiscos

1. Saltar, empujar, levantar. Las actividades que contribuyen en gran

medida, a los receptores articulares del niño, ayudarán a reducir la necesidad de masticar y morder. Estructura el día del niño para que pueda jugar en camas elásticas, hacer carreras de obstáculos y explorar los juegos del parque infantil. Cuanto más regulares sean estas actividades, más probabilidades habrá de que alivien su necesidad de masticar o morder.

11

2. Proporciónale muchas experiencias orales. Los juegos y actividades

que estimulan los músculos de la boca, contribuyen en gran medida a reducir los mordiscos. Prueba a soplar burbujas, empezando con pompas de jabón con una varita. A continuación, pasa a soplar burbujas a través

de una pajita grande, en un cuenco lleno de leche o batidos de frutas. El

11. https://ebay.us/B8a8xI

esfuerzo necesario para producir burbujas, contribuirá en gran medida a su cerebro.

3. Déjale masticar alimentos crujientes. Alimentos como los palitos de regaliz, los palitos de zanahoria y apio, los palitos de pretzel y el pan crujiente, le proporcionarán un excelente aporte propioceptivo.

Algunos padres, colocan un paño de algodón limpio y húmedo en el

congelador, (asegúrate de lavar el paño con jabón no tóxico), para que tu hijo pueda masticar cuando necesite el estímulo extra.

Si utilizas comida, ten siempre en cuenta las alergias, sensibilidades y aversiones alimentarias del niño. Debe ser agradable y divertido para el niño.

4. 4. Malhumor, caras de enfado, pies deformes y juego emocional.

A los niños les encanta que los adultos jueguen con ellos, o reflejen sus emociones. Puedes ayudar a tu hijo haciéndote el loco, y pisándote los pies cuando se sienta frustrado.

Dile: "Veo que estás frustrado. ¡Cuando estoy frustrado, quiero pisar fuerte, gruño grrrr! " Refleja su cara, así se valida y adquiere un vocabulario en torno a su emoción. Busca más formas de reflejar y educar a tu hijo sobre sus emociones.

5. Presta atención a los desencadenantes. Los cambios en el entorno del niño, o la interacción con los demás, pueden repercutir en su sistema

nervioso. El estrés reduce la capacidad del niño, para reaccionar adecuadamente ante una situación. El niño, aún no ha adquirido una caja de herramientas para afrontar frustraciones, situaciones nuevas o estímulos sensoriales.

Cosas como los olores, la iluminación, las multitudes o incluso la falta de estímulos, pueden provocar comportamientos no deseados en un niño con problemas sensoriales.

Los padres y cuidadores, pueden buscar patrones en el entorno del niño, para entender qué desencadena una crisis o un escozor. A menudo surge un factor agravante. Entenderlo permite llegar a la raíz del problema y solucionarlo.

COMO EVITAR COMERTE LAS UÑAS FÁCILMENTE
ADULTOS Y NIÑOS 69

Un niño que muerde, está enviando un mensaje sobre sus límites, su

sistema nervioso y sus necesidades.

Si consideramos la mordedura como una forma de comunicación, podemos resolver los problemas subyacentes, que hacen que el niño se muerda a sí mismo o a los demás. Los terapeutas ocupacionales, tienen muchos trucos en la manga, sensoriales y de otro tipo, para ayudar a reducir el comportamiento de morder.

Se recomienda una buena higiene de las uñas, ya que los bordes

ásperos, pueden ser irritantes, y agravar el comportamiento.

70 LEBIHANTO

Conclusión

Vamos a resumir las causas por las que las personas muerden sus uñas:

Morderse las uñas, técnicamente conocido como onicofagia, es un hábito común que puede tener diversas causas. Aquí tienes un resumen de las causas más comunes:

1. Ansiedad y estrés: La ansiedad y el estrés son dos de las principales causas de morderse las uñas. Algunas personas recurren a este hábito como una forma de liberar la tensión o
aliviar el nerviosismo.
2. Aburrimiento: El aburrimiento puede llevar a algunas personas
a morderse las uñas como una forma de entretenimiento o distracción.
3. Perfeccionismo: Aquellas personas que tienen tendencias perfeccionistas a veces se muerden las uñas como una forma de
eliminar cualquier imperfección o irregularidad en las uñas.
4. Hábito aprendido: A menudo, las personas comienzan a morderse las uñas en la infancia y el hábito persiste en la edad adulta si no se aborda adecuadamente.
5. Imitación: Al observar a amigos, familiares o modelos a seguir
morderse las uñas, algunas personas pueden adoptar el hábito
por imitación.
6. Sensibilidad dental o problemas dentales: En algunos casos, la

sensibilidad dental o problemas dentales pueden llevar a las personas a morderse las uñas como una forma de aliviar el malestar.

7. Falta de cuidado de las uñas: Si no se cuidan adecuadamente,
las uñas pueden volverse ásperas o quebradizas, lo que a su vez
puede estimular el hábito de morderse las uñas.

8. Compulsión: En algunos casos, morderse las uñas puede ser
una manifestación de un trastorno obsesivo-compulsivo (TOC) o un trastorno del control de impulsos.

COMO EVITAR COMERTE LAS UÑAS FÁCILMENTE
ADULTOS Y NIÑOS 71

9. Búsqueda de atención: Algunas personas pueden morderse las
uñas como una forma de llamar la atención o expresar angustia
emocional.

A continuación, un resumen de formas de prevenirlo y curarlo:

Para prevenir el hábito de morderse las uñas, puedes considerar las

siguientes estrategias:

1. Conciencia y motivación: Reconoce que morderte las uñas es
perjudicial para la salud de tus uñas y tu boca. Motívate a dejar
este hábito recordando sus consecuencias negativas.
2. Mantén las uñas cortas y limpias: Mantener las uñas cortas y
bien cuidadas puede reducir la tentación de morderlas. Límalas
en lugar de morderlas.
3. Uñas postizas o esmalte amargo: Aplicar uñas postizas o un
esmalte de uñas amargo puede hacer que morderlas sea menos
agradable y actuar como un recordatorio constante.
4. Estrategias de distracción: Cuando sientas la necesidad de morderte las uñas, busca una distracción saludable, como un

juguete para las manos o una pelota antiestrés.
5. Control del estrés y la ansiedad: Practica técnicas de relajación,
como la meditación, el yoga o la respiración profunda, para reducir el estrés y la ansiedad que pueden desencadenar el hábito.
6. Terapia de modificación de conducta: Considera la posibilidad
de buscar la ayuda de un terapeuta o consejero para abordar las
causas emocionales subyacentes de la onicofagia.
7. Refuerzo positivo: Establece metas y recompénsate cuando
logres mantener tus uñas intactas durante ciertos períodos de
tiempo. El refuerzo positivo puede ser una poderosa motivación.
8. Ropa o guantes: Usa guantes o venda los dedos con cinta adhesiva si es necesario para evitar el acceso a tus uñas con los

72 LEBIHANTO

dientes.
9. Apoyo social: Habla con amigos y familiares sobre tu objetivo
de dejar de morderte las uñas para que puedan brindarte apoyo
y aliento.
10. Consulta a un profesional: Si morderte las uñas es un hábito
persistente y difícil de romper, considera la posibilidad de buscar la ayuda de un profesional de la salud mental o un dentista, quienes pueden ofrecer asesoramiento y apoyo especializado.
Recuerda que dejar de morderte las uñas puede llevar tiempo y

esfuerzo, pero con determinación y las estrategias adecuadas, puedes
superar este hábito y mejorar la salud de tus uñas y dientes.

Esperamos que éste libro te haya dado mayor claridad y consciencia

de éste problema.

Hasta el próximo encuentro.
Fin.
Productos para uñas que pueden interesarte:
Dejar de morderse las uñas[12]:

12. https://ebay.us/T3Kk07

COMO EVITAR COMERTE LAS UÑAS FÁCILMENTE ADULTOS Y NIÑOS 73

https://ebay.us/T3Kk07
Deja de morderte ya!!

No te lo pierdas!

Visita el sitio web que figura a continuación, y podrás suscribirte para recibir un correo electrónico cada vez que Lebihanto publique un nuevo libro. Sin coste ni compromiso.

https://books2read.com/r/B-A-IBUV-LNKQC

Conectando a lectores independientes con escritores independientes.

BOOKS 2 READ

También por Lebihanto

Desarrollo Personal

No dejes que tus emociones controlen tu vida Desarrolla tu inteligencia emocional

Como Evitar Comerte las Uñas Fácilmente Adultos y Niños

Ganar Dinero

21 Formas de GDEL

8 Formas de Ganar dinero con un Sitio Web

154 Formas de Ahorrar Energía en Casa

Natural

Hierbas Medicinales, Guía para Principiantes, Restaura tu cuerpo, mente y alma

Milton Keynes UK
Ingram Content Group UK Ltd.
UKHW041821211123
432980UK00001BB/110

9 798223 271598